テーマで読み解く

生命倫理

小泉博明　井上兼生
今村博幸　吉田修馬
編著

教育出版

はじめに

　バイオエシックスとは，1970年にアメリカの生化学者V.R.ポッターがバイオ（生命）とエシックス（倫理）を合わせたところからできた造語である。これは医学や医療に限定するものではなく，地球の生態系の危機を回避し，人類が生き残るための「地球環境倫理」というものであった。1980年代になると日本へも移入され，「生命倫理学」「生命倫理」と呼ばれるようになった。そして，1988年11月には日本生命倫理学会が設立された。学会の「入会のすすめ」によれば「人の生や死，健康や疾病，福祉や幸福など『いのち』をめぐる多岐にわたる問題について生命倫理を学際的な見地から，また異なる価値観に基づく立場から幅広く探究していく学会」であるという。この学会は，第1分野に医学，看護，コ・メディカル，第2分野に哲学，倫理学，科学思想史，第3分野に法律学，経済学，第4分野に宗教学，社会学，社会福祉学，文化人類学という所属分野があるように学際的なものである。そして，「生命倫理学」を専門とする研究者も輩出するようになった。また，生命倫理に関わる，脳死・臓器移植や尊厳死，生殖医療技術などを，マスコミが大きく報道したことで人々の大きな関心を呼び，今や生命倫理に関する専門書，一般書，入門書は汗牛充棟である。それと同時に，生命倫理教育が医学，看護，コ・メディカルに関わる人々だけではなく，一般の大学生や，高校生へと裾野を広げていったのである。高等学校の公民科「現代社会」や「倫理」の教科書にも，「生命倫理」が「環境」「情報」と共に取り上げられるようになった。また，特別の教科「道徳」においても，現代的な課題として生命倫理の内容が盛り込まれた。

　さて，本書はこのような状況を踏まえ，初めて生命倫理を学ぶ高校生

や，一般の大学生に対し，生命倫理の諸問題をできる限り平易な言葉で分かりやすく解説し，全体が俯瞰できるようにした入門書である。本書を手懸りにして，読者のさらなる学習の深化を期待するものである。また，先端医療技術に関わる生命倫理だけではなく，V.R.ポッターの原点に回帰し，「生命」に関わる問題を幅広く取り上げている。いま，ここにある目前の「生命」の問題に対し，前のめりではなく時空を超えて，少し引いて歴史的に「生命」について探究することが肝要である。また，生命倫理教育へも目配せをした内容となっている。このような本書の趣旨を少しでも読者の中で活かされることを願うばかりである。

　最後に，このような厳しい出版状況の許で，本書を発刊していただいた教育出版と，編集担当の秦浩人氏に心より感謝申し上げる。

執筆者を代表して　小泉博明

編著者・執筆者一覧

◆編著者

小泉博明　文京学院大学教授
井上兼生　埼玉県立大宮高等学校教諭
今村博幸　兵庫県立伊川谷北高等学校教諭
吉田修馬　東京大学大学院医学系研究科特任研究員

◆執筆者（五十音順・カッコ内は執筆項目）

石原　純　神戸市立須磨翔風高等学校教諭（11, 12, 13）
板井広明　お茶の水女子大学ジェンダー研究所特任講師（21）
井上兼生　埼玉県立大宮高等学校教諭（1, 3, 4, 9, 10, 30）
今村博幸　兵庫県立伊川谷北高等学校教諭（22, 23, 24, 25）
浦出美緒　防衛医科大学校助教（19, 20）
圓増　文　東北大学大学院医学系研究科助教（8）
小泉博明　文京学院大学教授（16, 26, 27, 28, 29）
高島響子　東京大学医科学研究所特任研究員（5, 6）
山本智也　筑波大学附属駒場中・高等学校教諭（2, 17）
吉田修馬　東京大学大学院医学系研究科特任研究員（7, 14, 15, 18）

本書の使い方

　本書は，大学生の教養課程，医療系の専門学校生，高等学校生を主な読者としていますが，一般社会人で医療・看護・福祉などへの関心のある方にも対応しています。また，大学受験生の小論文対策にも役立つように配慮しています。

(1) 生命倫理を30のテーマに絞り込んだ，わかりやすい記述
　30のテーマは，時事的なテーマだけではなく，伝統的な倫理や関連領域のテーマも取り上げました。また，学説に関する紹介も，内容があまり難しくならないようにしています。巻末に「用語・人物解説」と「巻末資料」を付加し，本文で踏み込めなかった内容も説明しています。
　各テーマ順に読んで理解を深めることも，関心のあるテーマごとに選んで読むこともできます。

(2) 各テーマ4ページで構成
　各テーマの冒頭に，生命倫理で用いる特殊な用語を含めて，キーワードを提示しています。キーワードは本文中に用いている言葉で，原則本文中で説明がされています。
　テーマに対しては，3項目程度で内容を構成しています。内容については，基本的な理解に関することを中心に，テーマに関する多様な意見，相反する意見などを取り上げて，各テーマの課題が俯瞰できるようにしています。各テーマの4ページ目に，「スポット」があり，内容を深化し補充できるようにしました。
　各テーマをより理解できるように，図解，表組，イラストなどを用いるようにしました。
　また，用語についても関連するページ数を文中に矢印で示し，より理解を深めるようにしています。

(3) 「スポット」のページで応用的な活用
　「スポット」は，各テーマに関する応用編，少し異なる視点からの内容としました。また，「スポット」の最後には，「論点」と「参考文献」を示し，より発展的な理解を求めるようにしています。「論点」を利用して，ディスカッションやディベートなどのアクティブ・ラーニングの活用が可能となります。また，「論点」を活用し小論文対策ともなります。

（文中，人物敬称略）

もくじ

はじめに　　　　　　　　　　　　　2
編著者・執筆者一覧　　　　　　　　4
本書の使い方　　　　　　　　　　　5

1　遺伝子・DNA・ゲノム　　　　　　8
2　バイオテクノロジー　　　　　　　12
3　ヒトゲノム　　　　　　　　　　　16
4　ヒトと人格　　　　　　　　　　　20
5　生殖補助医療技術　　　　　　　　24
6　出生前診断・着床前診断　　　　　28
7　優生思想　　　　　　　　　　　　32
8　福祉と貧困　　　　　　　　　　　36
9　医療資源の配分　　　　　　　　　40
10　国際的生命倫理　　　　　　　　　44
11　脳死と臓器移植　　　　　　　　　48
12　人体の資源化・商品化　　　　　　52
13　再生医療　　　　　　　　　　　　56
14　安楽死と尊厳死　　　　　　　　　60
15　終末期医療　　　　　　　　　　　64
16　インフォームド・コンセント　　　68

17	エンハンスメント	72
18	医療倫理の四原則	76
19	看護倫理	80
20	ケアの倫理	84
21	動物愛護と倫理	88
22	セクシュアリティと性の多様性	92
23	東洋の生命観と医療	96
24	西洋の生命観と医療	100
25	近代医学へのまなざし	104
26	健康と病気	108
27	病者への差別と排除	112
28	感染症の歴史	116
29	老いの価値と尊厳	120
30	環境倫理	124

用語・人物解説	128
巻末資料	143
さくいん	149

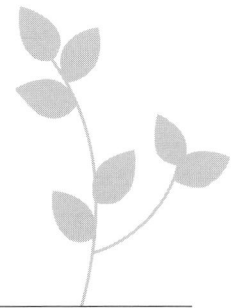

1 遺伝子・DNA・ゲノム

key word 　遺伝子　DNA　染色体　ゲノム　ゲノム編集

1 遺伝とDNA

　遺伝とは，顔や性格など，親の持つさまざまな性質(これを**形質**という)が，親から子に伝わる現象のことである。ここで重要なのは，形質そのものが伝わるのではなく，遺伝形質を規定する因子が生殖細胞を通して子に伝わるという点である。

　遺伝に法則性があることを発見し，遺伝因子(今日の**遺伝子**)の存在を最初に予見したのがオーストリアの司祭で植物学を研究した，メンデル(1822〜1884)であり，1865年のことである。その後，遺伝子は細胞の**染色体**(→p.128)に存在することが分かり，1944年に，その本体がDNA(デオキシリボ核酸)であることが明らかにされた。そして，1953年，分子生物学者である，アメリカ出身のワトソン(1928〜)とイギリス出身のクリック(1916〜2004)により，**DNA**の二重らせんモデルが発表され，遺伝子がDNAであることが確定し，その構造も解明されたのである。

　DNAに含まれる塩基は，アデニン(A)，チミン(T)，グアニン(G)，シトシン(C)の4種類だけだが，この4種類の塩基の並び方(塩基配列)が遺伝情報そのものであり，それは

資　料

DNAの二重らせん構造

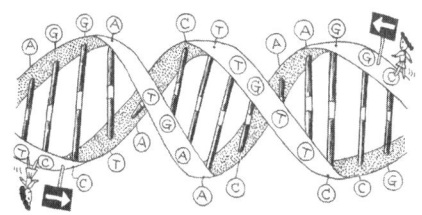

DNAの2本の糸は，きれいならせんを描きながら規則正しくからみあっている。そのなかで，DNAを構成しているATGCの塩基分子のうち，AとT，GとCは「相補的」にかならずむきあっている。また，DNAの糸には方向があり，2本の糸は互いに逆を向いている。
　　　　　　(中村桂子『あなたのなかのDNA』ハヤカワ文庫　1994)

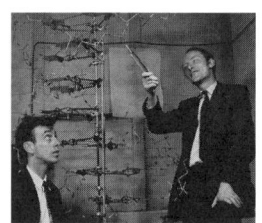

ワトソン(右)とクリック(左)はDNAの二重らせん構造を提唱した(1953年)。
二人は，1962年，ノーベル生理学・医学賞を受賞する。

すべての生物に共通することが分かった。全生物の構成成分であるタンパク質は，20種のアミノ酸からできているが，DNAの塩基が3個並んで1種類のアミノ酸を規定する。たとえば，CAGはグルタミンの作り方を指示する遺伝暗号(遺伝情報を表す情報文字)である。この暗号はすべての種に共通することが明らかになったのである。

こうして，20世紀後半には，DNAを中心とする分子生物学が爆発的発展をとげた。また，すべての種で遺伝暗号が共通なことを利用して，ある生物が本来もっているのとは異なる遺伝子の組み合わせをつくる**遺伝子組み換え技術**が1970年代に開発された。たとえば，ヒト・インスリンの遺伝子を大腸菌に組み込んで，ヒト・インスリンを大量につくる技術が実用化されるなど，生物を工場とする**バイオテクノロジー**が発展することになった。
(→p.13, 128)
(→p.12)

2 細胞・染色体・ゲノム

染色体の中のDNA全体を**ゲノム**と呼ぶ。ゲノムとは，生物それぞれの種に固有な遺伝情報の全体のことであり，具体的には，細胞の核内にあるDNAのすべてを指す。

たとえば，人体は，60兆個，200種という膨大な数の細胞から成り立っているが，それらは受精卵というたった1個の細胞から39回の細胞分裂を繰り返してできたものである。60兆個の細胞(体細胞)すべてに同じゲノムが入っており，それぞれの細胞の働きを指令している。こうして，すべての細胞が異なる活動をしながら，全体として，ヒトとしてのまとまった働きをすることが可能となるのである。

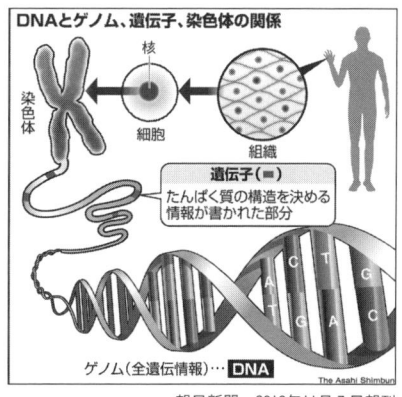

朝日新聞 2012年11月7日朝刊

資料

遺伝子・DNAの特徴のまとめ

①化学物質である，②個体情報の源である，③遺伝子は遺伝により次々と後の世代に受け継がれていく，④遺伝子は形質発現する(細胞の形質や機能として現れる)，⑤遺伝子・ＤＮＡは自己複製する，⑥遺伝子は個体ごとに異なる，⑦遺伝子は一生不変である，⑧遺伝子は突然変異し後の世代に遺伝することがある(⑦の例外)，⑨遺伝子・DNAは，すべての体細胞に共通に含まれる，⑩DNAには非遺伝子部分がある，⑪遺伝の仕組みは全生物に共通である，⑫遺伝子は解読可能である，⑬遺伝子は組換え可能である。(井上薫『遺伝子からのメッセージ』丸善ライブラリー　1997を参照)。

③ ゲノム編集

　ゲノムを思い通りに操作する「**ゲノム編集**」の研究と実用化が急速に進展している。
(→p.128)

　この技術は、「はさみ」の役割をする酵素を用いて膨大な塩基配列の中から標的とする遺伝子を見つけ出し、その場所に付着して切れ目を入れることができる、というものである。こうして、狙った遺伝子を壊して機能しないようにしたり、遺伝子の塩基の一部を置き換えたり、別の遺伝子を導入したりすることが可能となる。従来の遺伝子組み換え技術でも可能だったが、運任せで大変な回数の実験を繰り返す必要があった。ゲノム編集は、短時間かつ正確にあらゆる生物の遺伝子を自在に改変できる点が画期的だとされる。

　すでに、さまざまな応用研究が進み（資料）、大きな期待が寄せられている。だが、中国の研究チームが2015年4月、ヒト受精卵でゲノム編集を行ったとする論文を発表して世界的な論議を呼び、3か月後には、日米の学会が、ゲノム編集による受精卵操作を禁止すべきだとする声明を出した。このような技術は、デザイナーベビーなどにつながることが考えられるだけに、倫理面での検討と国際的なルール作りが急がれる。
(→p.30)

資料

農畜産物の品種改良
・肉量を増やした家畜・魚
・日持ちがする野菜など

医療への応用
・ガンや難病などの治療
・カイコから医薬品を作成

ゲノム編集の応用

産業利用
・油を作る藻を改良しバイオ燃料作成

生命現象の解明
・発生や進化など多様な生命現象のメカニズムの解明

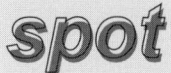 遺伝的な〈平等性〉と〈多様性〉

　私たちは，遺伝病というと，ごく一部の人たちだけの問題と考えがちである。しかし，ガンや糖尿病などの慢性疾患の遺伝子レベルでの研究が進み，遺伝病との違いは，原因遺伝子の数などの差にすぎないことがわかってきた。身近な「近視」なども，多因子性の遺伝病なのである。私たち人間は，すべてDNAのエラーを持っているのであり，遺伝子的に完全な人間はどこにもいない。私たちは，誰もが，遺伝子に欠陥を抱えた不完全な存在として〈平等〉なのだという人間観が，ヒトゲノム解析の進展によってもたらされつつある。

　ゲノム解析がもたらす，もう一つの人間観は一人ひとりのゲノムの〈多様性〉である。DNA配列を比較すると，ヒトほど個体差の少ない生物種はあまりいないともいわれる。それでも，ヒトの任意の二人のゲノムの文字配列を比較すれば，ゲノムのおよそ0.4％にあたる1,000万か所以上の違いがあるだろうともいわれる。同じヒトという種の仲間でありながら，私たちが他の誰とも違う唯一無二のゲノムを持っていることが，生物学的レベルにおいて個を支える基本にある。そして，個体の多様性は，生物すべての基本でもある。種という枠によって安定性を保ちながら，その種の中でゲノムの多様性を最大限にすることによって，環境の変化などへの対応が可能となり，生物は存続してきたとされる。

　遺伝病の治療も，これまでは，同一の病気になった人は全員が同じ遺伝的組成であるということが暗黙の前提であったが，これからは，すべての人が異なるパーソナルゲノムを持っているという前提に立つことになる。

　以上のように遺伝子に着目すると，すべての人が欠陥遺伝子を抱えている，いわばミュータント（変異体）であるという意味での〈平等性〉と，誰もが異なるゲノムを持つという〈多様性〉とが認められる。こうした認識を積極的に広めていくことによって，すでに発生している就職，結婚，生命保険契約などにおける，遺伝的障害を理由とした差別と排除などの問題を解決していくことが可能となるはずである。

論点

遺伝子，DNA，ゲノムの関係を整理した上で，「遺伝的な〈平等性〉と〈多様性〉」について，自分なりに考えてみよう。

参考文献

JT生命誌研究館・工藤光子・中村桂子『DVD&図解 見てわかるDNAのしくみ』ブルーバックス　講談社　2007
中村桂子『ゲノムが語る生命―新しい知の創出』集英社新書　集英社　2004

2 バイオテクノロジー

key word　バイオテクノロジー　遺伝子組み換え技術　予防原則　ヒトのクローン

1 バイオテクノロジーとは何か

　バイオテクノロジーとは、「バイオロジー（生物学）」の成果を応用した「テクノロジー（技術）」である。つまり、生物の持つさまざまな性質を人間の生活に役立つように活用したり、生物の優れた体構造や機能を模倣して新たな製品をつくり出したりすることをいう。

　広い意味では、人類はかなり昔からバイオテクノロジーを用いてきたといえる。たとえば、ワインや日本酒、醤油や味噌、そしてパンやチーズなども微生物のはたらきを活用した発酵・醸造によって作られる。さまざまな病気に処方される抗生物質も、微生物が産出し、他の微生物のはたらきを阻害する化学物質である。従来から用いられてきたこのような技術は「オールド・バイオ」と呼ばれることがある。

　では、「ニュー・バイオ」とは何か。1970年代以降急速に発展してきた遺伝子操作や細胞融合、クローンなどの技術のことである。酒造メーカーが開発に成功した「青いバラ」や、日本の医学者山中伸弥がノーベル賞を受賞した研究、「iPS細胞」などがその例である。

　人間の生活を豊かにするバイオテクノロジーは、自然界の生物のあり方を（より人間の役に立つように）人為的に改変しようとする人間の欲望と切り離せない。このことが、バイオテクノロジーが倫理的な問題となることの背景となっている。

資料

遺伝子組み換え食品の表示義務
－日本の場合－

　大豆、とうもろこし、ばれいしょ（ジャガイモ）など8作物と、それらを用いる加工食品（豆腐、ポテトチップスなど）33品目が表示義務の対象となっている。ただし、日本の表示義務はEUに比べて限定的なものだという指摘もある。

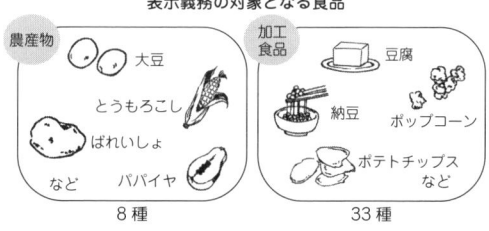

表示義務の対象となる食品

加工食品において、原材料（大豆、とうもろこしなど）の重量割合が上位3位までかつ5％以上にあたらない場合は表示を省略できる。

2 遺伝子組み換え作物（GM作物）の何が問題か

　私たちが現在口にしている農作物の多くは，人間にとって都合のよい性質（美味しい，栽培しやすい，など）を併せもつように，長年品種改良を重ねてきたものである。そうした試みは**遺伝子組み換え技術**の確立によって飛躍的に進展した。

　たとえば，体内でビタミンAに変わるβカロテンを豊富に持つゴールデンライス，花粉症を緩和する米，そして害虫抵抗性や除草剤耐性を持つ作物。現在研究されているこのような技術が普及すれば，多くのメリットがありそうである。食糧不足やビタミンA欠乏など，途上国の健康問題はこれで解決される，という主張もある。

　しかし，遺伝子組み換え作物を普及させることにはさまざまな批判や抵抗がある。もっとも大きな不安は「人体に害はないのか」ということだろう。遺伝子組み換え米の安全性を評価するには，従来の米を比較対象として成分などに大きな違いが無いか確認する，という方法がある。しかし，人体に害をもたらすかもしれない要素をくまなく調べられるのか，短期的には安全と証明されても長期にわたって摂取し続けたときに影響があるのではないか，などの不安は強い。「嫌なら食べなければいい」ですめばよいが，遺伝子組み換え作物が普及すれば，どこかで自然の種と交雑してしまう可能性が否定できないし，製品への表示制度が相当に厳密でなければ，知らないうちに口にしてしまうこともありうる。また，人体へのリスクだけでなく，生態系への影響を懸念する声もある。

　こうしたリスクを考慮して，一部の国や地域では，**予防原則**（新しい技術や製品が深刻で取り返しのつかない影響を及ぼす恐れがある場合，危険性が十分に証明されていなくとも，予防的な対処が認められる）に基づいて輸入制限などの規制を行っている。

資料

カルタヘナ議定書（2000年）

> 第11条第8項　改変された生物が輸入締約国における生物の多様性の保全及び持続可能な利用に及ぼす可能性のある悪影響（人の健康に対する危険も考慮したもの）の程度に関し，関連する科学的な情報及び知識が不十分であるために科学的な確実性のないことは，当該輸入締約国がそのような悪影響を回避し又は最小にするため，適当な場合には，食料若しくは飼料として直接利用し又は加工することを目的とする当該改変された生物の輸入について決定することを妨げるものではない。

▶予防原則を採用し，遺伝子組み換え作物の国境を越える移動に対して各国が規制措置をとることを正当化したものである。日本を含む大半の国が批准しているが，主な産出国であるアメリカやカナダは批准していない。日本では2004年に，対応する国内法（通称カルタヘナ法）が施行された。

③ クローン技術の何が問題か

クローン技術とは，ある生物や細胞と同一の遺伝情報を持つ個体や細胞をつくり出す技術である。古くから行われてきた接ぎ木や挿し木は植物クローン技術の一つであり，日本の桜ソメイヨシノはその事例である。動物のクローンでは，1996年に誕生した，羊ドリーが世界に衝撃を与えた。初の哺乳類クローンだったことに加え，何にでもなっていく受精卵ではなく，すでに機能が固定化した体細胞を用いたことで注目を集めたのである。それ以来，豚や猫などさまざまな動物のクローンが，各国で競うようにつくられてきた。

クローン技術は何をもたらすだろうか。事故で突然愛犬の命を奪われた人は，愛犬を「再生」したいと願うかもしれない。食用の肉や，動物が分泌する成分由来の医薬品を増産できれば，より多くの人の健康に寄与するかもしれない。

ヒトの場合，臓器移植が必要な患者には，拒絶反応の心配が少ない臓器の提供者となるかもしれない。クローン技術の倫理的な問題は，**ヒトのクローン**がつくられる可能性にある。日本を含む先進各国では，クローン人間の作成を法律で禁止している。日本の「ヒトに関するクローン技術等の規制に関する法律(2001年施行)」(→p.128)は，ヒトクローンを禁止する根拠を，①人の尊厳の保持，②人の生命及び身体の安全の確保，③社会秩序の維持，と説明している。たしかに，クローン技術には未知の危険性があるかもしれないし，クローン人間が登場したら，その人権を社会的にどのように扱うのか，など多くの混乱が生じるだろう。しかし，愛犬のクローンは認められたとしても愛する人のクローンが許されないのはなぜか，人間の形をした個体にしなければ認めてよいのか，など考えるべき論点は多い。

中外製薬ウェブサイト
「よくわかるバイオ・ゲノム」
URL：http://chugai-pharm.info/bio/genome/index.html

資料

クローン技術を用いて薬品を作る

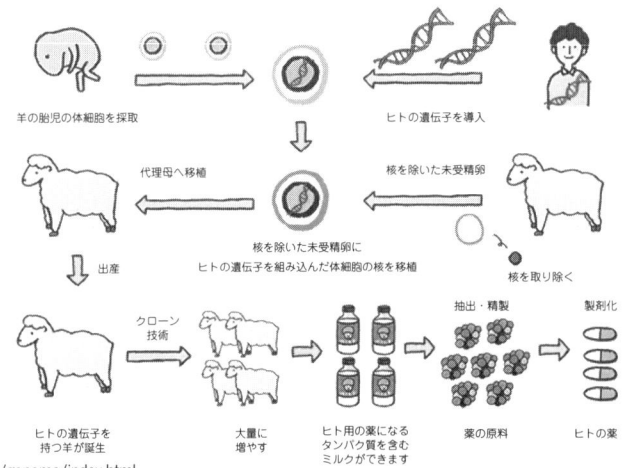

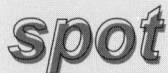 **バイオテクノロジーをめぐるポリティクス**

　遺伝子組み換えなどの新しい技術を，誰が，どこまで使用できるのか，してもよいのか。その社会的ルール形成は，単に科学や倫理の論理で進むわけではない。

　たとえば，遺伝子組み換え作物の普及は，飢餓や栄養失調など世界の食糧問題を大きく改善させる，という主張がある。しかし，現実には多国籍企業が新しい種を独占してしまい，本当に作物を必要とする人々の手には届かないのではないか，という指摘もある。実際，遺伝子組み換え作物の種を販売するある企業は，農家との契約時に「この作物から自分で種を採って次回の栽培に使ってはならない」という条件を課している（アメリカやカナダでは，これに違反した農家が知的財産権の侵害で訴えられた例がある——マリー＝モニク・ロバン『モンサント』作品社　2015　などを参照）。また，自家採取して蒔いても発芽しないように遺伝子操作する「ターミネーター技術」も開発されている。つまり，農家は毎年種を企業から購入せねばならず，しかも種の市場は寡占状態にあるから，価格は少数の企業によって一方的に設定される可能性がある。このような多国籍企業の行動の背後には，財界からの巨額の投資と，政府の産業成長戦略による支援があることも多い。この状況で，優れた作物が貧しい人々に安価で提供される未来はやってくるのだろうか。

　新しい技術への安全性の評価も，純粋に科学的な問題とは言い難い。たとえば，遺伝子組み換え作物への規制は1990年代にヨーロッパを中心に進み，その流れはカルタヘナ議定書に結実した。これに対して，アメリカはWTO協定の「自由貿易の原則」違反だと批判している。遺伝子組み換え作物を世界各国に売り込もうとする立場からは，輸出先の国での安全性評価や食品表示のルールはなるべく緩やかなものが望ましい。そのために，さまざまなルートで政治的な圧力がある可能性も否定できない。

　このように，現実の社会では，テクノロジーは「政治的」な側面を持つ。すなわち，複雑な利害関係の中にあり，ときには強者と弱者の権力関係を生み出すものなのである。

論点

バイオテクノロジーの活用にはどのような倫理的問題があるだろうか。異なる立場から具体的に考えてみよう。

参考文献

生化学若い研究者の会『高校生からのバイオ科学の最前線』日本評論社　2014
天笠啓祐『暴走するバイオテクノロジー』金曜日　2012

3 ヒトゲノム

key word ヒトゲノム　ELSI　遺伝病の告知　人類の遺産

1 ヒトゲノム解読完了とその影響

　ヒトの細胞の染色体中にあるDNAの，30億文字に相当する全塩基配列を解読し，統一的に理解しようとする「**国際ヒトゲノム・プロジェクト**」により，2003年に，**ヒトゲノム**（人間の遺伝情報の全体）の解読完了が宣言された。こうした解析によって，ヒトのDNAにおいてタンパク質の作り方を指示する遺伝子は，2万数千個程度しかないことが分かった。これは，たとえばイネの遺伝子の数を下回る。ただ，タンパク質の作り方を指示する遺伝子部分は，ヒトゲノムの1.5％にすぎない。ヒトの優位性は遺伝子の数では決まらないことが明らかになったといえる。

　ヒトゲノムの解析は，遺伝子レベルで病気のメカニズムを解明し，いわゆる遺伝病だけでなくガンなどさまざまな病気の予防や治療に貴重な情報をもたらすとともに，ホルモン・医薬品の開発や健康データの作成，DNA鑑定による犯罪捜査への応用など，多角的な応用が期待されている。そして，個人のゲノム情報にもとづいて治療や薬を提供する**パーソナルゲノム医療**（**オーダーメイド医療**）の時代が幕を開けようとしている。
（→p.129）

　また，実用面だけでなく，老化と死，発生，進化などの仕組みを解明し，21世紀の生命観・人間観に決定的な影響をもたらす可能性も指摘されている。生命科学では，生命現象を分子や遺伝子というミクロのレベルに還元して研究が進められてきた。しかし，ゲノム解析によって，生命の「全体像」を求める方向へと大きく変化し始めたといわれる。地球上

資料

生命誌
　これまでの生命科学は，分析を通した知識の獲得に専念してきた。その限界を超えようと，中村桂子（JT生命誌研究館（大阪府高槻市）館長）は，すべての生きものがDNA（ゲノム）として，それぞれの体内に生命の歴史アーカイブを持っていることに着目し，その歴史物語を読み解くことを通して，生命すべての関係のなかで新たな世界観を探ろうとする「生命誌」を提唱している。

の何千万種もの生物の関係，40億年ともいわれる進化の歴史，生命というシステムの本質，そして人間の生物学的な理解へ向けての研究が本格的に始まりつつあるのである。

たとえば，『遺伝子医療革命』によれば，ヒトのDNA配列は，99.6％が同じで，他の生物種と比べて驚くほど個体差が少ないことが明らかになってきた。現在の人類の祖先は，10〜15万年前に東アフリカに住んでいた約1万人の創始者グループの共通の子孫であると推測されている。つまり，人類は一つの家族であり，生物学的な意味で人種というものは存在しないことが分かってきたのである。

2 倫理的・法的・社会的(ELSI)問題

ヒトゲノム解析は，大きな期待の反面，パンドラの箱を開けることにたとえられることもあるように，多くの困難な**倫理的・法的・社会的**(ELSI: Ethical Legal and Social Implications)**問題**を引き起こすことが懸念されている。ヒトゲノム・プロジェクトでは研究予算の一定割合がこうした領域の検討に割り当てられた。

具体的には，たとえば，就職，保険加入などにおける差別と排除にゲノム解析のデータが用いられるという問題がすでに現実となっている。アメリカでは，2008年に「**遺伝情報差別禁止法**」が成立した。この法律では，雇用者が被雇用者の遺伝的情報を求めたり，遺伝的情報で雇用に差別をしたりするのを禁止している。また，健康保険で，遺伝的情報を求めることを禁止している。

個人の遺伝情報の取り扱いに関しては，「**知る権利**」と「**知らないでいる権利**」「**他人に知られない権利**」の三つが尊重されなければならない。そのためにはインフォームド・コンセントを，遺伝情報に関しても適用することが大切になってくる。

資料

遺伝子検査ビジネス

個人向けの遺伝子検査ビジネスが，急速に普及しつつある。機器の進歩によって短期，低価格での解析が可能になり，IT企業などの参入が相次いだ。解析結果を踏まえた健康管理サービスを提供しビジネスにつなげようとしている。

究極の個人情報といわれる遺伝情報を扱うだけに，企業側にも利用者にも慎重さが求められる。

〈遺伝子検査キット販売から結果報告のながれ〉

客が検査キットをインターネットなどで購入
↓
唾液や口腔内の粘膜を検査会社に送る
↓
検査会社が客のDNA情報を解析
↓
客に解析結果を送付(病気のリスクや質の傾向なども)

③ ヒトゲノム解析とその応用への批判

　遺伝研究は，悪名高いナチスの優生政策に象徴されるように，悪用・誤用された過去を背負っている。ヒトラーは遺伝的障がい者に対する強制的な断種や安楽死政策を実施し，ユダヤ人を遺伝的に劣悪な人種と決めつけて根絶しようとした。こうした過去を理由に，ヒトゲノム解析とその応用が新たな**優生主義**に結びつくことを懸念する声は根強い。

　遺伝子情報は巨大な経済的利益につながるため，すでに，アメリカでヒト遺伝子情報の三分の一が特許申請され，その多くが認可されている。本来，全人類の共有財産であるべきヒトゲノム情報が特許の対象とされることへの批判も強い。2000年には米英の首脳が「ヒトゲノム情報は人類共通の財産」という声明を出した（クリントン－ブレア宣言）。しかし，現実には，ビジネスの分野などで，**遺伝子特許**（→p.129）の激しい競争がある。単なる塩基配列には特許を認めず，機能が解明された遺伝子には認める，というのが現時点での日米欧の特許当局による共通了解である。ただし，どの程度遺伝子機能が解明されれば特許を認めるのかは各国で異なる。

　また，ゲノム解析に関連した医療は，高価であるため，全人類の8割におよぶという貧しい途上国の人々にとっては高嶺の花にすぎないとの批判もある。

　遺伝病に関する診断内容の告知やプライバシーの問題では，治療法のない遺伝病の保因者であると告知される事態が生じるという批判がある。**遺伝病の告知**の場合，かなりの確率で血縁者への告知ともなるため，個人にとどまらず家族単位，世代間の問題となってしまう。すべてを遺伝のせいだとするような「**生物学的・遺伝的決定論**」のイデオロギーが強まる恐れも懸念されている。

資料

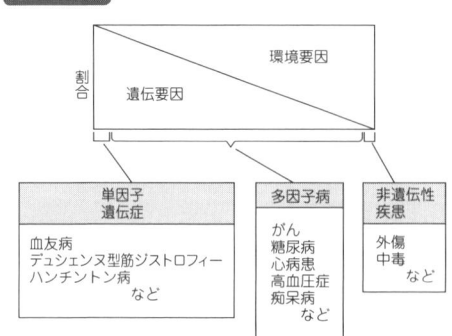

　遺伝性の病気の数は，現在約7,000種類が知られている。一つの遺伝子の異常が病気に直結する単因子遺伝病に対し，多くの病気は多因子性であり，遺伝要因と環境要因がさまざまな割合で関与している。
（榊佳之『人間の遺伝子―ヒトゲノム計画のめざすもの』岩波科学ライブラリー　1995より）

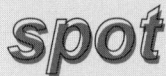 ヒトゲノムは人類の遺産

　ユネスコ（国連教育科学文化機関）は，1997年秋の総会で，「ヒトゲノムと人権に関する世界宣言」を採択した。この宣言は，1998年の世界人権宣言五十周年を飾るものである。宣言には法的な拘束力はないが，ヒトゲノム研究に関する国際的な倫理基準となっている。
　この宣言は，ユネスコの「国際生命倫理委員会（IBC）」が1993年から検討してきたものだが，その眼目の一つは，ヒトゲノムを象徴的な意味で「人類の遺産」とすることにあるとされる。国際法における先例としては，深海底と月などの天体が「人類の共同遺産」とされているが，人間の内部に適用することは画期的だという。〈個人としての人〉の保護とともに，〈種としての人〉という理念的実体にも独自の価値を認めて，国際社会がそれを保護する義務を持つと宣言することになる。しかし，ヒトゲノム自体に特別の価値を与えることは，遺伝学的決定論や優生主義的偏見を助長する恐れがある。それを防止するため，宣言ではもう一つの基本原則として，人の成立ちには遺伝子だけでなく環境の影響もあること，人の尊厳は遺伝的特質とは無関係であることを謳っている。
　ユネスコの宣言には，フランスの生命倫理に関する理念と政策が大きく影響しているといわれる（「項目10　国際的生命倫理」を参照）。
　ユネスコは，この世界宣言に続き，2003年には「ヒト遺伝情報に関する国際宣言」を採択したが，より一般的・総則的な生命倫理規範の必要性が認識され，2005年には，生命倫理全般に関する国際的な原則としては初となる「生命倫理と人権に関する世界宣言」を採択した。この宣言は，国家が生命倫理に関する立法や政策などを作成する上で参考となる原則や手続の普遍的な枠組みを提供することなどを目的としている。人間の尊厳，人権及び基本的自由は十分に尊重される，医療行為及び関連技術を用いる際の個人が受ける利益や害悪，科学的研究は関係する個人の同意による，など，尊重されるべき諸原則が示されている。

論点
人間の遺伝子を特許の対象とすることの是非を考えてみよう。

参考文献
フランシス・S・コリンズ『遺伝子医療革命』NHK出版　2011
五十嵐享平『人体特許』PHPサイエンス・ワールド新書75　2013

4 ヒトと人格

key word 人格(person)　パーソン論　生存の権利　理性と自己意識

1 パーソン論

　先端医療技術の急速な発展によって、胎児診断による選択的中絶、脳死者からの臓器摘出、尊厳死など、延命を最重視するという原則だけでは対処できない状況が現れるようになった。こうした現実に対し、生物学的な意味での「**ヒト**(human being)」であることと、生存する権利を持った「**人格**(person)」であることを区別し、生存権を人格にのみ限定する線引きによって、生命倫理の諸問題に対処しようという言説が1970年代からアメリカを中心に台頭した。こうした言説は、「**パーソン論**」と呼ばれ、大きな論議を巻き起こした。

　この項では、personを「人格」と訳すが、「パーソン」、「ひと」などと表記されることもある。「人格」については、下欄の資料に留意してほしい。

　バイオエシックスの分野で「人格(person)」を最初に先鋭な形で主題化したのは、オーストラリアの哲学者**トゥーリー**である。トゥーリーは、1972年の論文「中絶と新生児殺し」において、「自己意識」があるかどうかという線引きの基準を提示し、自己意識を持たない
(1941〜)

資料

「人格」とは何か

　日本語の「人格」には、①人柄、品性、②パーソナリティー(個人の一貫した行動傾向)、③自由意志を持った道徳的行為の主体、④法律上の行為をなし権利義務を有する主体、といった意味がある。

　①と④は、英語のパーソン(person)にあたるが、②のパーソナリティー(personality)はパーソンが持つ性格を指している。倫理学者江口聡は後掲論文で、トゥーリーの「パーソン」は定義によって④をさらに限定した「生存権をもつ存在」であることを強調した。また、日本におけるパーソン論の議論には、人格という語の多義性に由来する混乱がみられると指摘している。なお、近代哲学では、ロックが理性と自己意識を中核に据えて人格を定義した。カントは、人格を自らが立てた道徳法則に従い、自律的に行為する理性的存在者と捉え、「人格の尊厳」(→p.129)を道徳の最高原理とした。

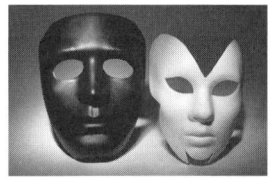
パーソンの語源はペルソナ(仮面)

胎児と新生児は人格ではないから生存の権利を持たないとして，人工妊娠中絶だけでなく新生児殺しも道徳的に正当化できると結論づけ，大きな衝撃を与えた。

　トゥーリーらの「パーソン論」的議論が登場した背景には，1960年代末からアメリカで，中絶を法的に認めるべきかどうかという問題が憲法との関係で議論され，州法と憲法の整合性をめぐって争われたという事情があるという。したがって，その際の議論が，「独立革命以来の伝統をもつロック的な自然権思想における人間の「権利」をめぐるものになった」という歴史的文脈を踏まえる必要がある（江口聡「国内の生命倫理学における『パーソン論』の受容」http://www.yonosuke.net/eguchi/papers/misunderstanding200711.pdfより）。

　トゥーリーの理論から大きな影響を受けた，オーストラリア出身の哲学者**シンガー**は，(1946〜)「利益（interest）に対する平等な配慮」を道徳の基本原理に据え，**種差別**（→p.129）を批判する立場から独自の動物の解放論（→「動物愛護」）（→p.90）とパーソン論を展開している。シンガーは，『実践の倫理』（昭和堂，1991年，新版1999年）において，生物を，感覚をそなえていない存在，感覚のみをそなえている存在，感覚に加え，**理性と自己意識**をそなえた存在の三つのグループに区分している。そして，ロックにならい，「理性的で自己意識のある存在」を「人格（person）」と呼び，こうした存在のみが生存権を持つとし，人間の生物学的な側面を，「ホモ・サピエンスという種の構成員」と呼んで「人格」と区別する。そして，人格ではなく生存権を持たないホモ・サピエンスの成員が存在する反面，知能の高い動物にも人格と認められるものが存在しうるので生存権を認めるべきだ，と主張する。また，二つめの「感覚のみをそなえている存在」に属する生物にとって重要なのは，苦痛を与えないことであって，「苦痛なく殺すこと」は直接的な不正とはみなされないとしている。

資 料

妊娠中絶は「価値ある未来」を奪うから不正なのか

　パーソン論とは異なる枠組みの発想に立ち，中絶に反対する有力な理論を提示しているのが，ドン・マーキス（Don Marquis, 1935〜）の論文「なぜ妊娠中絶は不道徳なのか」（参考文献『妊娠中絶の生命倫理』所収）である。

　マーキスは殺人がなぜ不正なのかを検討し，次の三つの説を挙げる。①「将来の価値剥奪説」…殺人は，私たちの価値ある未来を奪ってしまうから不正である。②「欲求説」…私たちが持っている死にたくないという欲求に，殺人は反しているので不正である。③「途絶説」…殺人は，それまでの人生の価値ある経験を断ち切ってしまうから不正である。

　マーキスは，①を支持する。そして，胎児は私たちと同じように価値ある将来を持っているのだから，胎児を殺すことは，私たちを殺すことと同様に不正であるとする。

2 パーソン論への批判

　パーソン論に共通する基本的な特徴は，人格と非人格との間に明確な境界線を設け，生存権を人格に限定するという点である。このように生存権を人格に限定したうえで，人格の基準を能力主義的に規定するので，その基準となる能力の発生・消滅が，人格すなわち生存権の発生・消滅と一致することになる。このようなパーソン論の基本的な枠組みそのものに対し，日本においても，さまざまな疑問が投げかけられている。

　まず，なぜ人格であることが生存する権利を持つことと結びつくのか，という明確な説明が，パーソン論の論者たちによって全くなされていないことへの批判がある。

　次に，この疑問と密接に関連するが，パーソン論が，人格の基準すなわち生存権の基準を能力主義的に規定することに対しても，多くの疑問が出されている。その一つは，人格を生存権の主体として位置づけ，人格論，権利論という枠組みによって生命倫理の問題に対処しようとすること自体が，問題の性格から見て不適切だとする批判である。

　人格の範囲を人格の資格を持つ者が決定することには，決定権を持つものを決定するという循環構造が存在するという指摘もなされている。つまり，フランスの哲学者フーコー(→p.104)が明らかにした，正常者と異常者の線引きは，つねに正常者が決定する，という構造と同様の構造的アポリア（行き詰まり）に陥ってしまうという批判である。

資料

人工知能ロボットを人格と認めるようになるのか

　人工知能(AI)の能力が飛躍的に進化し，自ら学習し判断する知能を持つようになった。今後も指数関数的に進歩していけば，AIが意識を持つようになると予測する専門家も少なくない。その場合，意識を持ったAIやAI搭載ロボットは，さまざまな権利を要求するかもしれない。「パーソン論」の立場に立てば，それらが「理性的で自己意識のある存在」という人格の条件を満たす場合，生存権を認めるべきだろう。しかし，AIやロボットの「生命」とはなんだろうか。

　AIの進化は，人間とは何か，人格とは何か，人間の尊厳とは何かという問いを提起している。

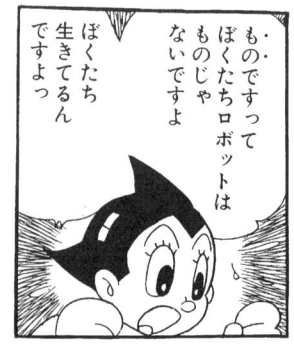

「鉄腕アトム」⑤ 講談社
(©手塚プロダクション)

spot シンガー事件

　シンガーは，前述のような理論により，類人猿やクジラ・イルカ類で人格の要件を満たすものを殺すことは不正であり，「種差別」であると主張する。それに対し，ホモ・サピエンスの成員であっても，人格的存在ではない胎児や新生児は生きる権利を持たないとした。さらに，「チンパンジーを殺すのは，重度の障がい者で人格でないものを殺すのに比べて，より悪いように思われる」とも述べている。こうした極端な主張は当然物議をかもし，ナチスを経験したドイツでは，障がい者団体などの抗議運動により，シンガーの講演やシンポジウムが中止に追い込まれた。また，『シュピーゲル』誌などマスコミによるシンガー糾弾キャンペーンも展開され，抗議運動はオーストリアやスイスにも拡がっていった。いわゆる「シンガー事件」（1989年）である。

　ナチス時代のドイツでは，障がい者，障がいを持つ乳幼児などが，特定施設に送られて強制的に「安楽死」させられていった。「Ｔ４作戦」と呼ばれるこの計画によって殺害された犠牲者は7万人以上といわれる。その体系的「殺害」システムは，やがてユダヤ人絶滅収容所へと受け継がれていった。

　米本昌平『遺伝管理社会―ナチスと近未来』（弘文堂　1989年）によれば，ナチスの「安楽死」計画に対し法的基礎づけを与えたとされる，ドイツの刑法学者カール・ビンディング（1841～1920）と精神科医アルフレート・ホッヘ（1865～1943）の著書『生きるに値しない生命の抹殺の解除について』と，バイオエシックスのパーソン論の論理構造との相同性が指摘されている。ホッヘは，重度の精神障がい者を「精神的な死者」と呼び，その最も本質的な点は，自己意識を欠いていることであるとして，その「処置」を有益な行動と規定する。確かにこれは，生存権を有する人格の要件を「自己意識」に求めるパーソン論の論理に他ならない。パーソン論が，われわれが暗黙裡に容認している「生命の質」による人間の区別を言説化したものであり，その基準を近代の理性的人格概念に求めたものであるなら，ナチスの安楽死計画とパーソン論との論理構造に相同性があるという指摘は，われわれ自身に突きつけられた歴史からの重い課題として受け止めなければならないだろう。

論点
私たちは，人間の生命の間に，生きる価値や道徳的地位の違いを何らかのかたちで設けてはいないだろうか，考えてみよう。

参考文献
加藤尚武・加茂直樹編『生命倫理学を学ぶ人のために』世界思想社　1998
江口聡監訳『妊娠中絶の生命倫理－哲学者たちは何を議論したか』勁草書房　2011

5 生殖補助医療技術

key word 生殖補助医療技術　人工授精　体外受精　代理出産　出自を知る権利

1 現代日本社会と不妊症

　男性は働き家族を養う，女性は結婚し子を産み家庭を守ると考えられていた時代と異なり，さまざまなライフスタイルが選択可能な現代では，家族の在り方も多様化している。一方で人間は，哺乳類の生物であり，次の世代を残すためには子どもを産み育てなければならない。しかし，子どもを持ちたいと考えながらも，望むように妊娠・出産することができないカップルが増えてきている。このように，子を望み生殖行為を行っているにもかかわらず，一定期間以上妊娠できない状態を，「不妊症」という。国立社会保障・人口問題研究所の調査によれば，日本の20〜40代夫婦の6組に1組は，不妊の検査や治療を受けた経験を持つ(2010年)。不妊の原因はさまざまであり，たとえば排卵障がいや子宮内膜症（女性側），精子減少症や性機能障がい（男性側）など，医学的な問題が原因の場合もあれば，原因が特定できないことも少なくない。また女性の場合，一般的に，年齢を重ねると妊娠・出産がしづらくなるため，晩婚化による不妊の増加も指摘されている。

2 生殖補助医療技術の種類

　生殖のプロセスに人工的に介入する，**生殖補助医療技術**（英語のArtificial Reproductive Technologyの頭文字をとってARTとも呼ばれる）の進歩により，不妊に悩むカップルにも子どもを持つチャンスが生まれた。代表的な技術を3つ紹介する。

資料

「試験管ベビー」の誕生

　1978年，体外受精による世界で初めての子ども，ルイーズ・ブラウンがイギリスで誕生し，世界を驚かせた。当時，体外受精によって生まれた子どもは，科学的な操作を伴うイメージから「試験管ベビー」と呼ばれた。開発者であるエドワーズ博士は，この技術を確立させた功績によって，2010年にノーベル生理学・医学賞を受賞した。

まず，男性から採取した精子を女性の子宮に人工的に授精させる「**人工授精**（AI：Artificial Insemination）」である。男性側に不妊の原因がある場合に有効である。カップルの男性の精子を用いる場合は，配偶者間人工授精（AIH：AI by Husband），第三者から提供された精子を用いる場合は，非配偶者間人工授精（AID：AI by Doner）という。AIDでは，カップルの男性と子どもに遺伝上の繋がりはない。日本で初めてAIDによる子の誕生が報告されたのは1949年で，日本産科婦人科学会（以下，日産婦）の報告によれば，2012年の一年間で，この技術によって120人が誕生した。

次に，女性の卵巣から卵子を採取し，体外で人工的に精子と受精させる「**体外受精**（IVF：In Vitro Fertilization）」である。体外受精によって，それまで女性の体内に限定されていた受精のプロセスが，女性の体外（具体的には実験用シャーレの上）で行えるようになり，卵子および子宮には問題がないものの卵管障がいなどが原因で不妊である場合に適用が広がっただけでなく，第三者の卵子を用いた妊娠・出産までもが可能となった。第三者からの卵子（または受精後の胚）の提供と体外受精によって妊娠・出産した場合，出産した女性と子どもに遺伝上の繋がりはない。日本では，2012年，夫婦間の体外受精・胚移植によって約38,000人が誕生した（日産婦報告）とされるが，これは，同年に生まれた日本人の，およそ27人に1人に相当する。

最後は，妊娠・出産そのものを他の女性に行ってもらう「**代理出産／代理懐胎**」である。体外受精によって得られた受精卵を，代理母（代理出産を引き受ける女性）に移植し，出産してもらう。代理出産により，先天的に子宮に障がいのある女性や，手術で子宮を摘出した女性であっても，子どもを持てる可能性が広がった。

③ 生殖補助医療技術の倫理的問題

これらの技術は不妊に悩むカップルにとって福音といえよう。しかし同時に，社会に対

資　料

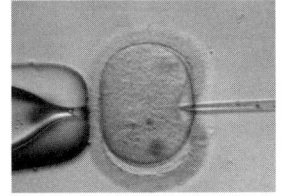

顕微受精

体外受精の中でも，注射針を使って選ばれた精子1つを直接卵子に注入する顕微授精（ICSI）の様子。画面中央の針が刺さっているのが卵子である。

して生命倫理上の問題を提起した。第一に，これらの生殖補助医療技術を誰が，どこまで使って良いかという問題がある。たとえば，不妊症の夫婦が自分たちの配偶子を用いて体外受精を実施することに反対する人は少ないだろうが，第三者からの精子・卵子・胚の提供や代理出産を利用する場合はどうだろうか。さらには，同性のカップル，独身の男女による利用はどうだろう（世界的歌手のエルトン・ジョンは，代理出産を利用して，同性パートナーとの間に2人の息子をもうけた）。生殖補助医療技術による生殖のプロセスは，従来の家族形成と異なるため「自然でない」との批判が向けられている。

第二に，金銭的な補償の可否である。精子・卵子・胚の提供者や代理母は，活動制限や身体への負担を強いられ，特に代理母は，妊娠・出産にかかる医療費の発生やその間の休職に伴う収入減のため，経済的な補償が行われることがある。インドやアメリカの一部の州など，代理母に報酬として金銭が支払われることを認める地域もある。しかし，金銭のやりとりは人体の商品化や女性の道具化に繋がるとの批判がある。

第三に，生殖補助医療技術によって生まれた子どもの親は誰かという問題がある（資料）。日本では，民法が親子関係を規定し，父子関係について「妻が婚姻中に妊娠した子は夫の子と推定する」とされる。また，生殖補助医療技術で誕生した子どもの親子関係が争われた過去の裁判例では，「産んだ女性が母親」と解釈されてきた。しかし100年以上も前に成立した民法では，生殖補助医療技術を用いた複雑な親子関係は想定していない。法的親子関係の問題は，子どもの社会保障上の安定と密接な関係にあり看過できない。生殖医療を考える際はつねに，生まれてくる子どもの存在を念頭に置かなければならないだろう。

資料

生殖補助医療技術の利用と生じうる親子関係

第三者からの精子提供（AID）や卵子提供と体外受精，代理懐胎を組み合わせると，子を望んだ男女（育てる社会的な親）と，精子・卵子それぞれの由来者（子どもにとっては遺伝的な親）と産みの親で，最大5人の親が存在しうることになる。

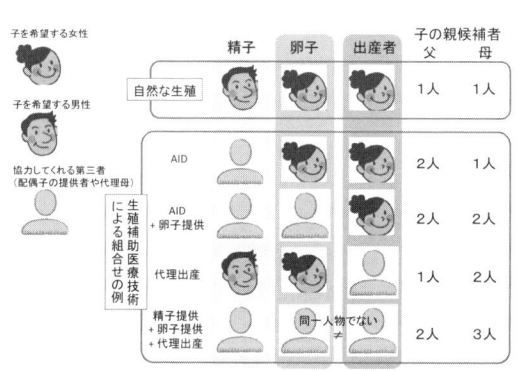

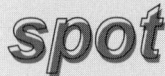 出自を知る権利

　AIDでは，基本的に，依頼夫婦にも提供者の名前などの個人情報が伝えられることはなく，精子提供者が誰だかわからないようにする（「匿名性を保つ」という）。それは，提供者のプライバシーを守るため，また，提供者に子の養育義務が発生しないことを保証するためである。しかし，AIDを通じて生まれた子どもが，精子提供者，つまり自分にとっての遺伝的な親を知りたいとする，「出自を知る権利」が求められるようになってきた。「児童の権利に関する条約」（1989年，第44回国連総会において採択。日本は1994年に批准した）の第7条では，「（前略）児童は，出生の時から氏名を有する権利及び国籍を取得する権利を有するものとし，また，できる限りその父母を知りかつその父母によって養育される権利を有する」（傍点は著者による）とある。海外では，子の「出自を知る権利」を保証する国もある。たとえばスウェーデンは，1984年制定の「人工授精法」によって出自を知る権利を認めており，AIDを行った医療機関は精子提供者の情報を一定期間保存しなければならず，子どもは18歳になると精子提供者の情報にアクセスすることができる。

　子どもは，遺伝学的な親の情報を得ることで，遺伝病の可能性などを知ることができるかもしれない。今日，医療における遺伝情報の活用が進んでいることから，血縁者の遺伝情報・健康情報を知ることの重要性はますます高まっているといえるだろう。一方で，提供者の情報を知りたいとする理由は，このような実益的な目的だけでなく，自身のルーツを知りたいという思いもあるようだ。日本でAIDによって生まれたある男性は，その事実を知ったときのことを振り返って，「遺伝上の父親が空白になってしまった，そして自分のルーツの片方が一瞬で全部空白になりました。宙に放り出されたような気分でした」と語っている（非配偶者間人工授精で生まれた人の自助グループ・長沖暁子編著『AIDで生まれるということ　精子提供で生まれた子どもたちの声』萬書房　2014）。

論点
生殖補助医療技術を移用することで，生まれてくる子どもにどんな影響をおよぼすのか，考えてみよう。

参考文献
吉村泰典監修『生殖医療ポケットマニュアル』医学書院　2014
小林亜津子『生殖医療はヒトを幸せにするのか』光文社新書　光文社　2014
柘植あづみ『生殖技術』みすず書房　2012

6 出生前診断・着床前診断

> **key word** 出生前診断　着床前診断　遺伝カウンセリング

1 出生前診断とは

　子どもの誕生は神秘である。卵子と精子が受精し，約10ヶ月かけて成長し，出産される。その過程はすべて母体内で起こるため，お腹の膨らみ以外に，外からその様子をうかがい知ることはできず，私たちは本来，子どもが誕生して初めてその姿を目にすることになる。ところが，現代では，医療技術の開発によって生まれる子どもの健康状態を，誕生以前に調べることが可能になった。このような検査技術，および検査に基づく診断を，**出生前診断**という。出生前診断の主な目的は，胎児の成長や身体の状態を知り，妊婦の健康管理や胎児の健康の向上に生かすこと，そして子どもの適切な養育環境を準備することである。さらに，こうした検査技術を用いることで，胎児の染色体・遺伝子の異常を明らかにすることも技術上可能になっている。検査は大きく2種類に分けられる(資料)。採血や超音波による方法は，妊婦への負担が少ない一方，得られる胎児の情報は限られており，胎児が疾患を有する可能性については確率的な結果しか得られず，最終的な診断を得るには確定検査を受ける必要がある。確定検査は，胎児の染色体や遺伝子を検査するため，確

資料

出生前診断の種類と特徴

	特徴	具体例
非確定的検査	母体への負担や胎児への害が及ぶリスクが少ない非侵襲的な方法である。しかし，胎児の状態について，「○分の1」のように確率的な結果しか出ないため，解釈が難しいという問題がある。	母体の血液から，胎児の染色体異常などを調べる母体血清マーカー検査や無侵襲的出生前遺伝学的検査(NIPT)。母体腹部に超音波を当て，胎児の状態を確認する超音波検査。
確定検査	非確定的検査で可能性の上昇を指摘された場合に，診断を確定させるために行われる検査。胎児の状態について，確定的な判定が出る。しかし，妊婦の腹部に針を刺す侵襲的な方法であることから，母体や胎児へのリスクがある。	絨毛染色体検査や羊水染色体検査。例えば羊水染色体検査は，羊水中に浮遊する胎児由来の細胞を採取し，染色体診断・遺伝子診断を行う。検査に伴い，流産(約0.3%)や破水，出血，母体損傷などの合併症を生ずる危険性がある。

NIPTコンソーシアム(http://www.nipt.jp/botai_04.html)参照

実に診断を得ることができる。しかし，妊婦の身体への負担が大きく，少ないとはいえ流産の危険性もあることから，実施には慎重な選択が求められる。

2 出生前診断と倫理的問題

　出生前診断に対しては，検査結果によって，胎児の染色体等の異常を有していることを理由に妊婦が中絶を選択する，「選択的人工妊娠中絶」が懸念されている。日本産科婦人科学会の調査によれば，出生前診断で胎児の異常が判明したことを理由にした中絶が1980年代後半から2000年代後半にかけての20年の間で7倍以上に増えたという（資料）。年間の中絶総数が過去20年以上減少し続けていることを考えると，全体に占める割合が高まっているといえる。

　このような胎児の異常を理由とする中絶は，障がいを抱えながら生活している人々に対する差別であり，人の生に優劣の差をつける「**優生学**」に繋がる危険があるとの批判がある。（→p.32）また，非確定的検査の中には通常の妊婦検診で実施されるものもあることから，妊婦が十分な知識や心の準備がないままに検査を受け，胎児の障がいの可能性について告げられたり，検査結果を正確に理解できなかったりすることへの懸念が指摘される。そもそも，日本の法律では，中絶は刑法で禁じられており（刑法212～216条，堕胎の罪，**母体保護法**によって母体の身体的・経済的な理由など一部の例外のみ認められている）胎児の異常を理由とした人工妊娠中絶が認められていないことから，規制に実態が伴っていないことも問題である。

資 料

『胎児異常が理由の中絶，10年前との比較で倍増　広がる出生前診断，学会が指針作りへ』
（朝日新聞2012年04月05日，朝刊1面）

　出生前診断で胎児の異常が分かったことを理由にした中絶が2005～09年の5年間で少なくとも6千件と推定され，10年前の同期間より倍増していることが，日本産婦人科医会の調査でわかった。高齢出産の増加や簡易な遺伝子検査法の登場で今後，十分な説明を受けずに中絶を選ぶ夫婦が増える可能性もあるとして，日本産科婦人科学会は遺伝子検査の指針作りに乗り出した。▼同医会所属の約330施設を対象に中絶の実態を調べ，平原史樹・横浜市立大教授（産婦人科）がまとめた。年により回答率にばらつきがあるため，5年単位で傾向を分析した。この結果，ダウン症，水頭症などを理由に中絶したとみられるのは，1985年～89年は約800件だったのが，95～99年は約3千件，05～09年は約6千件と急増していた。（後略）

3 着床前診断と倫理的問題

　生まれる前に子どもの身体を調べる別の方法として、**着床前診断**がある。体外受精によって得られた受精卵が胚に成長する過程で、一部の組織を取り出して中の遺伝情報を調べる。検査の結果に基づいて選ばれた胚が子宮に移植され、無事に着床すれば妊娠成立となる。

　妊娠する前に診断されることから、選択的人工妊娠中絶が問題になることはない。しかし、着床前診断にも倫理的問題が指摘される。まず、検査結果によって、移植する胚としない胚を選択することから、将来生まれてくる命を人間が選択するという点では出生前診断と同じである。なかでも、医学的な理由以外での胚の選択が問題となる。もっともわかりやすい例は、胚の性別を調べて、カップルが望む性別の胚を移植する「男女の生み分け」で、世界ではすでに数多く実施されている。また、親が望むような特徴を有する子ども、「デザイナーベビー」を作る目的で検査を受ける場合も懸念されている。たとえば、疾患をかかえた子どもの親が、その子の移植ドナーとするためにHLA型（ヒト白血球抗原）が一致する胚を選択して出産しようとする「救世主兄弟」がある（ジョディ・ピコー『私の中のあなた』、2009年には同名で映画化された）。

資料

着床前診断の方法

　図で示した割球を用いるほかに、極体や胚盤胞を調べる方法もある。
（参照　末岡浩　着床前診断の意義と実際　『母子保健情報』第66号　日本子ども家庭総合研究所　2012　44-48頁）

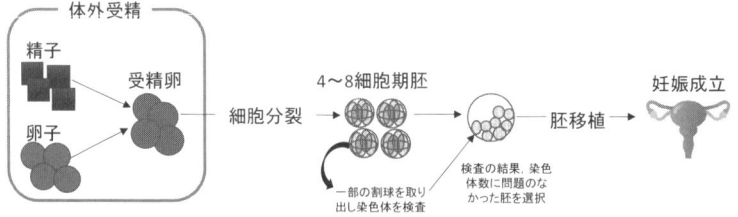

映画『私の中のあなた』より

　アナ・フィッツジェラルドは、白血病の姉ケイトのドナーとなるため、遺伝子操作の上、生まれてきた。
　幼い頃からさまざまな器管や組織を姉に提供してきたアナは、ある日、腎臓移植手術を拒否、両親を相手に訴訟をおこす。
　なお、映画と小説では、結末が異なっている。

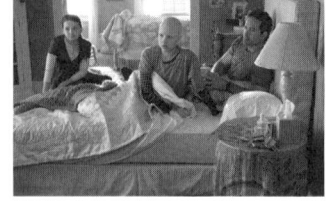

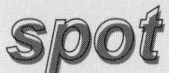 出生前診断の適用範囲と遺伝カウンセリング

　出生前診断に関わるさまざまな問題点を踏まえ，日本産科婦人科学会は，一部の出生前診断について利用可能な条件を定めている。たとえば，確定検査に用いられる侵襲的な検査は，夫婦のいずれかが染色体異常の保因者である場合，染色体異常症に罹患した子を妊娠・分娩した既往を有する場合，高齢妊娠の場合，など7つの条件が挙げられている（日本産科婦人科学会「出生前に行われる遺伝学的検査および診断に関する見解」2013年6月22日）。

　また，こうした出生前診断で重要と考えられているのが，遺伝カウンセリングである。検査の前に，遺伝の専門家が，妊婦とそのパートナーに対して，検査の方法や明らかになる可能性のある疾患，どこまで正確な診断ができるか，診断結果が持つ意義，また，胎児に何らかの異常が確認された場合の妊娠中の胎児の健康状態，出産後に必要な医療，ケアなどの情報提供を行い，検査を受けるかどうかを決めるための支援をする。カップルの間で検査に対する意見が異なる場合には，一方の肩を持つようなことは望ましくなく，両者の決断が一致できるようにサポートすることも重要である。実際に検査を受けた場合は，検査結果の意味をわかりやすく説明したり，胎児に異常が見つかった場合には，妊娠中・出産後に必要となる医療やケアに，利用可能な制度などについて改めて伝えたりすることが求められる。現在国内には，遺伝カウンセリングを行う専門家として臨床遺伝専門医と，認定遺伝カウンセラーがいる。

　近年，新たな出生前診断として無侵襲的出生前遺伝学的検査（NIPT）が注目されている。(→p.130) 検査対象は，13，18，21染色体のトリソミー症候群（通常は2本の染色体が3本ある先天性疾患）である。現在のところ，国内の認定された施設で臨床試験として実施されているが，施設の条件に，臨床遺伝専門医や認定遺伝カウンセラーがいること，検査前後の遺伝カウンセリング等，十分なカウンセリング体制が求められている。

論点

親は生まれてくる子どもを自分の希望によって選択してよいか考えてみよう。

参考文献

玉井真理子他編『出生前診断とわたしたち』生活書院　2014
利光恵子『受精卵診断と出生前診断』生活書院　2012
日本産科婦人科学会ウェブサイト　http://www.jsog.or.jp/

7 優生思想

key word 優生学　社会進化論　優生政策　新優生学　優生保護法　母体保護法

1 優生思想とは

優生思想とは，人間の遺伝的な性質に注目して，人間の生に優劣の区別を設け，科学技術や社会政策によって，優れた生を選び，劣った生を排除しようとする考え方のことである。優れた性質を持つ人を増やそうとする考え方を「積極的優生思想」または「増進的優生思想」といい，劣った性質を持つ人を減らそうとする考え方を「消極的優生思想」または「抑制的優生思想」という。

優生思想につながる発想は古くからあるが，近代的な優生思想は，イギリスの遺伝学者・統計学者フランシス・ゴルトン(1822〜1911)が，人間を遺伝的に改良しようとする研究を「**優生学**」と呼んだことに始まる。優生学は19世紀末から20世紀前半の欧米諸国に広まったが，そこには以下の背景がある。

一つは，自然科学に対する過度な期待や素朴な崇拝，という意味での**科学主義**である。自然科学を用いて社会を改良しようとする発想のもとで，優生学は科学的には不確かだったにもかかわらず，もっともらしい「科学」であるかのように受け止められて利用された。もう一つは，当時の近代国家が**帝国主義**の政策を推し進め，軍事力を背景に植民地の獲得競争を行っていたことである。他国との競争で優位に立つために，国民は優秀で健康であることが望まれ，各国で社会的弱者を排除する傾向が強まっていた。

資料

社会進化論と社会ダーウィニズム

イギリスの哲学者ハーバート・スペンサー(1820〜1903)(→p.131)は，人間や社会の歴史を，生物の進化のように捉える**社会進化論**を唱えてイギリスの生物学者チャールズ・ダーウィン(1809〜1882)(→p.131)に影響を与えたが，ダーウィンの**進化論**(特に生存競争や適者生存による自然淘汰)を人間や社会にあてはめる考え方を，**社会ダーウィニズム**といい，優生学はその一種としても捉えられる。なお，遺伝学における「優性」は，遺伝子の性質が現れやすいという意味であり，価値の優劣を区別する「優生」とは異なる。

2 優生政策

20世紀の前半には，いくつかの国で，優生思想に基づく優生政策が行われた。**優生政策**とは，国家や政府が，優生思想の観点から，優れた性質を持つとされる人間の生殖を奨励したり，劣った性質を持つとされる人間の生殖を制限したりすることをいう。前者が「積極的・増進的」な優生政策であり，後者が「消極的・抑制的」な優生政策である。アメリカの多くの州や北欧諸国などで，いわゆる**断種法**が制定され，貧困者や精神疾患者や障がい者などに対する不妊手術が行われることがあった（以下は，米本昌平他『優生学と人間社会』講談社現代新書，2000年などを参照）。

特に，ドイツのナチス政権は，大規模な優生政策を実施した。その背景には，世界恐慌によって経済や財政が深刻な打撃を受け，社会的弱者に対する福祉のコストを削減しようとする発想が広まっていたことがある。まず1933年に，精神疾患者などに対する強制的な不妊手術を認める法律が制定された。また1935年には，遺伝子疾患や精神疾患の患者の婚姻が禁止される一方，「健康なドイツ人」の結婚や出産が奨励された。

日本でも戦時中の1940年，国民の体力向上や多産が奨励される中，ナチスの優生政策をモデルにして「**国民優生法**」が制定され，一方では「健全な者」の中絶が規制され，他方では遺伝子疾患の患者などに対する不妊手術が行われた。

3 新しい優生思想

近年，胎児に対する出生前診断や選択的中絶（また，重い障がいを持つ新生児に対する選択的治療中止）の是非が議論されることがある。

資　料

優生政策の歴史

1907年	アメリカのインディアナ州で断種法が制定される
1928年	スイスのヴォー州で断種法が制定される
1929年	デンマークで断種法が制定される
1933年	ドイツで断種法が制定される
1934年	スウェーデンで断種法が制定される
1939年	ドイツでヒトラーが障がい者や精神疾患者の「安楽死」を指示
1940年	日本で国民優生法が制定される

出生前診断や選択的中絶を認める議論は，女性やカップルが子を産むか産まないかを決める**自己決定権**を重視する。他方，出生前診断や選択的中絶に反対する議論は，それらを「**新優生学**」として批判する。批判の要点を以下のようにまとめることができる。中絶の決定は，障がいや病気を持つ人は不幸であり，生まれるべきでないという考えを含んでおり，そのような考えは，ひいては現に生きている障がい者や患者に対する差別につながる危険がある，というものである。

近代の優生学と現代の新優生学には，共通点と相違点がある。共通点は，他人の幸福や福祉に対する一方的な判断に基づいて，生殖に対して人為的に介入しようとすることである。

相違点は，二つ考えられる。第一に，近代の優生学の典型は親になる人に対する不妊手術であったが，新優生学の典型は胎児に対する中絶である。第二に，近代の優生学が国家や政府によって組織的・強制的に行われたのに対して，新優生学は個人の自発的な自己決定に基づいていることである。その意味で，新優生学は「**自発的優生学**」「**放任主義的優生学**」と呼ばれることがある。しかし，障がい者に対する医療や福祉が十分でない状況において，出生前診断や選択的中絶をするかどうかの選択を個人に迫ることが，自発的な自己決定と言えるか，という問題がある。

以上は「消極的・抑制的」な新優生学であるが，今後「積極的・増進的」な新優生学が可能になるかもしれない。例えば，遺伝子工学が発達して，**デザイナーベビー**や**デザイナーチルドレン**（←p.30）などが技術的に可能になった場合には，人工的に人間を設計することが認められるか，ということが問われるであろう。

資料

フィクションにおける優生政策

デザイナーベビーが登場するSF作品は少なくない。よく知られているものでは，イギリス出身の作家オルダス・ハックスリー（1894～1963）の『すばらしい新世界』（1932）に，ある種の出生前診断を用いて，人々が知能や体格ごとに階級に分けられた社会が描かれている。

この『すばらしい新世界』は，暴力や戦争がないかわりに，文化や歴史が抹殺され，人々は「睡眠時教育法」による暗示によって生き方や考え方を管理され，副作用のない精神安定剤を常用することで幸福感を覚え，自分の生活に満足して疑問を抱くこともない，というディストピアである。

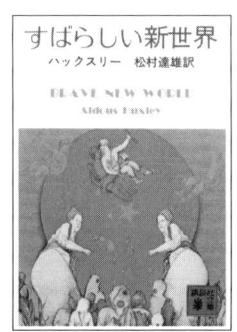

（松村達雄訳　講談社文庫　1974）

spot 戦後日本における優生政策と優生思想

　優生政策は，ナチスだけで行われたのではないし，戦時中にだけ行われたのでもない。戦後の日本では，国家や民族の復興が掲げられ，国民優生法に代わって，1948年に「**優生保護法**」が制定された。「優生上の見地から不良な子孫の出生を防止する」ことを目的として，優生学的な理由による不妊手術や中絶が拡大された。また，以前から行われていたハンセン病患者に対する隔離政策，不妊手術や中絶なども継続された。

　高度経済成長期(1955～73)には，経済成長や技術革新に対応できる優秀な人間を増やすために，優生政策の必要性が論じられた。また，社会福祉の充実が求められる一方で，福祉のコストを削減するために障がい児の発生を防ぐべきだという主張が浮上した。この時期には，主に社会の経済的な利益を理由として，優生思想が語られていた。

　1970年代には，技術的には出生前診断が発達し，社会的には女性の権利の拡大が主張された。他方で，優生保護法に述べられている考え方，さらに出生前診断や選択的中絶は障がい者差別につながる，という批判がなされるようになり，優生という言葉は，行政や教育ではしだいに使われなくなっていった。そして1996年，優生保護法は「**母体保護法**」に改正され，優生思想に基づく条文はなくなった。1996年には，1907年に制定された「らい予防法」も廃止されている。

　優生思想と優生政策の歴史から，次の三点を教訓として挙げておきたい。第一に，子どもにすこやかに育ってほしいといった素朴な願いが集まると，「すこやかでない」とされる人にとって生きづらい社会ができてしまうかもしれない。第二に，個人の価値を，その人が生み出す経済力や，その人にかかる財政負担のみで測るような見方が行き過ぎてはならない。第三に，どこまで個人の自己決定にゆだねるべきことか，どこまで社会が規制すべきことかについて，適切な方向性を見出す必要がある。

論点
生殖に関する個人の選択や決定は，どのくらい認められるべきか考えてみよう。

参考文献
ダニエル・J. ケヴルズ　西俣総平訳『優生学の名のもとに―「人類改良」の悪夢の百年』朝日新聞社　1993

米本昌平・橳島次郎・松原洋子・市野川容孝『優生学と人間社会―生命科学の世紀はどこへ向かうのか』講談社現代新書　講談社　2000

8 福祉と貧困

key word　社会福祉　個人の福祉　絶対的貧困　相対的貧困　人権

1　福祉とは

　「福祉」は,「しあわせ」や「さいわい」をともに意味する「福」と「祉」とから成る言葉であり,字義通りに理解するなら「幸福な状態」や「よい状態」を意味する。ただし,日常で用いられる場合には,文脈に応じておおよそ二つの意味で理解できる。一つは,人々の生活を支援するための活動や制度,政策という意味であり,たとえば,「**社会福祉**」はこの意味で理解できる。この意味での福祉に対応する英語にwelfareがある。もう一つは,字義通り「幸せな状態」あるいは「よい状態」という意味である。たとえば「**個人の福祉**」や「**公共の福祉**」,「**人類の福祉**」は,この意味で理解できる。なかでも特に,個人の福祉に対応する英語としてwell-beingがある。ここでは特に個人の福祉と社会福祉に注目したい。

2　個人の福祉

　一人ひとりの福祉を実現することは,社会福祉の基本的な目標である。では,具体的にどのような生活状況をもって「福祉が実現されている／いない」と判断するのか。この点については,いくつかの考え方がある。例えば**貧困**は,個人の福祉が妨げられている典型ケー

資料

現代日本における主な餓死事件

　2007年7月,北九州市で一人暮らしの50代男性が自宅で餓死しているのが発見された。死後約1か月たっていたと見られる。男性は4月に生活保護の受給廃止となったばかりで,残していた日記には「おにぎり食べたい」と書かれていた。2012年9月,富山県滑川市で,70代の父と40代の長男,長女の3人が亡くなっているのが発見された。長男には重度の知的障がいがあり,長女も自力では生活ができなかったとみられる。父が病気などの理由で亡くなった後,長男と長女が相次ぎ餓死した可能性が高い。2013年5月には,大阪市で一部ミイラ化した20代の母親と3歳男児の遺体が見つかった。死因は不明だが,部屋に冷蔵庫はなく,残されていた食べ物は食塩だけで,電気,ガスは止められていた。

スであり、一般に貧困とは、生活に最低限必要なもの（needs）を欠く状態を言う。しかし、何が必要なものかということは、それほど明確ではない。衣食住は、確かに生活に最低限必要な物であろうが、ではたとえば革靴や本、自転車の場合はどうだろうか。それらが就職や通学、日々の治療に不可欠な場合には、やはり最低限必要なものと言えるのではないだろうか。一方で、「生活に最低限必要なもの」は、社会や時代、文化の違いに関係なく絶対的に定めることができるという考え方があるが、他方、それは個々の社会に相対的だという考え方もある。現在、栄養上生存できないという意味での「**絶対的貧困**（世界銀行の定義によると、1日1.25ドル未満で暮らす、とある）」と、その時その社会の標準的な生活水準を下回るという意味での「**相対的貧困**」とは区別されており、相対的貧困に関わる指標（相対的貧困率や貧困ギャップ）が、多くの先進国で、社会福祉の活動の一つの基準として用いられている。ただし世界規模で見るなら、絶対的貧困は今日なお深刻な問題であり続けている。日本でも、絶対的貧困が完全に取り除かれたわけではない。36ページの資料の例のように、何らかの理由で食べ物を得ることができず、周囲に気づかれないまま餓死するといったケースは後を絶たない。

　また、貧困や福祉をどんな意味でとらえるにせよ、ある人が貧困に陥っていないか、福祉を実現できているかといった判断をするのに、従来は「どれほどの資源や財をその人は持っているか」に注意が向けられる傾向があった。しかし、それらを見るだけでは、人々の生活状況を十分に捉えることはできないという指摘がある。近年この指摘に関連し、貧困や福祉にまつわる新たな概念が提案されている。例えば、インドの経済学者アマルティア・センによって提唱された「**ケイパビリティ（capability）**」（→p.131）や、欧州社会で1980年代以降福祉政策のキーワードとして用いられてきた「**社会的排除（social exclusion）**」（→p.131）は、人々の生活状況を把握する上で新たな視点を提供してくれる概念として、注目されている。

資 料

アマルティア・セン（1933～）

　1998年に、アジア人で初めてノーベル経済学賞を受賞したインド出身の経済学者・哲学者である。主な著作に『貧困と飢餓』、『不平等の再検討』がある。彼の提唱した「ケイパビリティ」は、貧困や福祉、障がいに関する研究に大きな影響を与えた。例えば身体を動かし移動する、必要な栄養を得ている、社会生活に参加するなど、人が達成できる状態や活動のことをセンは「機能」と呼ぶが、ケイパビリティは、人が選んで達成することのできる機能の幅を指す。センによると、個人の福祉は、資源や財ではなく、ケイパビリティの観点から把握されるべきだという。

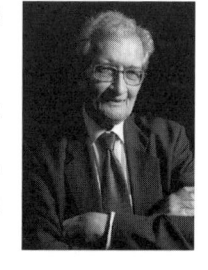

3 社会福祉の受け手と担い手

　社会福祉はその受け手に応じて，広義のものと狭義のものとに分けられる。広義の社会福祉とは，社会の成員一般を受け手とし，その生活を支援する制度や政策，活動である。狭義の社会福祉とは，受け手を特に社会的に弱い立場にある人に限定したものを指す。「社会的に弱い立場にある人」として従来念頭に置かれてきたのは，子ども，高齢者，障がいや病気のある人，貧しい人，仕事を失った人などである。その他，仕事があっても低賃金で，貧しい生活を送る人（**ワーキングプア**）も存在する。また単身女性は単身男性に比べて貧困に陥りやすい傾向（**貧困の女性化**）がある。ではなぜこれらの人々の生活を支援しなくてはならないのか。現代社会において一般に，その根拠は「**人権**」に求められる。

　社会福祉の担い手は，国家に加え，民間企業のような営利団体，ボランティア団体といったサードセクター，家族や近隣住民といったコミュニティなど，多岐にわたる。ただし近代以降，多くの先進国では，国家が大きな役割を担ってきた。日本の場合，狭義の社会福祉は主に，例えば障がい者支援施設や養護老人ホーム等の経営といった，社会福祉事業を通じて行われる。もっとも，国家の役割については，長く議論されてきた問題であり，最小限に留めるべき，積極的に果たすべき，というそれぞれの立場がある。

　私たちの社会では，少子高齢化や格差拡大を背景に，狭義の社会福祉にかかる公的な支出（社会保障給付費）が年々増大している。こうした支出は，税金や社会保険料という形で，結局は国民全体が負担する。「高福祉」には必ず「高負担」が伴う。逆に負担を軽くしたいなら，「低福祉」を受け入れるしかない。超高齢化に伴い，狭義の福祉を必要とする人の増加が予測されることを考えると，どちらを選ぶのかという問題は，大きな課題である。

資料

ワーキングプアの実態

　一日8時間以上働いても賃金が低く，生活保護水準にも達しない人が増えていると言われている。国税庁の「平成26年分民間給与実態統計調査」によると，年間給与200万円以下の給与所得者数と割合が約4分の1を占めている。

給与階級別分布（年間給与額・男女計）

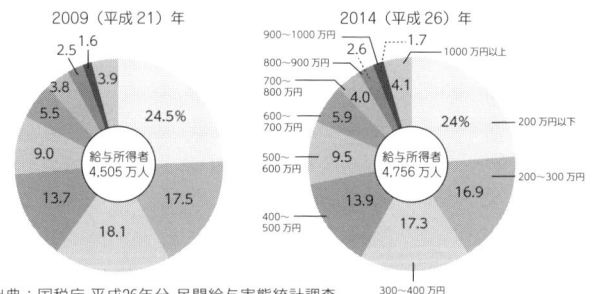

2009（平成21）年　給与所得者 4,505万人
- 200万円以下: 24.5%
- 17.5
- 18.1
- 13.7
- 9.0
- 5.5
- 3.8
- 2.5
- 1.6
- 3.9

2014（平成26）年　給与所得者 4,756万人
- 200万円以下: 24%
- 200〜300万円: 16.9
- 300〜400万円: 17.3
- 400〜500万円: 13.9
- 500〜600万円: 9.5
- 600〜700万円: 5.9
- 700〜800万円: 4.0
- 800〜900万円: 2.6
- 900〜1000万円: 1.7
- 1000万円以上: 4.1

出典：国税庁 平成26年分 民間給与実態統計調査

spot 子どもの貧困

　まともな食事が学校の給食だけという子や，虫歯や喘息が悪化しても治療代を払えないため医者にかかることのできない子，生活必需品を買うことができず万引きをしてしまう子——近年，子どもの貧困が深刻化している。一定の条件で調整した可処分所得の中央値の半分（貧困線）以下で暮らす18歳未満の子どもの割合を，**子どもの貧困率**と呼ぶ。日本ではこの値が1985年以降上昇傾向にあり，2012年には16.3％であった。これは，6人に一人，子どもが貧困（相対的貧困）にあることを示している。特に，ひとり親家庭の貧困率は50％を超える。

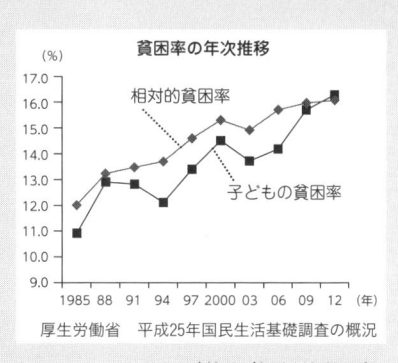

　子どもの頃の貧困は，その後の人生に深刻な影響を及ぼす。健康状態・精神状態の悪化や低学力・低体力を招き，大人になった時の貧困リスクを高める。また貧困家庭で育った子どもは自己肯定感が低く，不信感や絶望感が強い傾向にあるとも指摘されている。さらに貧困の影響は次世代にも及ぶ。貧困や病気などで生活に困った時に，お互い支え合うため国の税制度を通じて国民がお金を出し合い，社会保障制度を通じて対象となる人に給付を行うシステムを政府による「所得再配分」と呼ぶ。驚くべきことに，少なくとも2007年まで，日本では，そうした政府による所得再配分によって，子どもの貧困率はむしろ悪化している。これは，これまで日本の所得再配分のシステムは，高齢世代を働く世代が支えることに主眼をおいて構築されており，働いても貧困に陥る世帯への給付制度が十分整備されていないことが大きな要因だと言われている。近年，こうした問題は世論の関心を集めるようになり，2013年6月には「子どもの貧困対策の推進に関する法律」が成立した。子どもを貧困から救うことが社会福祉の主要課題であることは，誰もが認めることだろう。しかし，高齢化など，幾多の課題を抱える中で，子どもの貧困問題にどれほどの優先順位を与えて取り組むのかは，今後の私たちの選択にかかっている。

貧困率の年次推移（厚生労働省　平成25年国民生活基礎調査の概況）

論点
貧困は個人の責任なのかどうかについて考えてみよう。

参考文献
武川正吾『新版 福祉社会』有斐閣　2011
アマルティア・セン『貧困と飢饉』岩波書店　2000
阿部彩『子どもの貧困』岩波書店　2008

9 医療資源の配分

key word マクロ配分　ミクロ配分　国民医療費　医学的適合性

1 医療資源配分の問題とは

「**医療資源**」には，医療活動を営むための資金，病院などの施設，医療活動に従事する人々，診察・治療・看護などの医療サービス，これらのサービスのために用いられる設備・器具・薬品など，さまざまなものが含まれる。

近年，先進諸国では，国民医療費の増大，臓器移植のような先端医療技術の普及などにより，医療資源の「**稀少性**」とその「**配分問題**」が強く意識されるようになってきた。

しかし，医療資源の公正な配分という問題は，著書『国家』において国家(ポリス)の正義を探求した古代ギリシャの哲学者プラトンもその困難さを認識していたような，古くからの問題でもある。『国家』第3巻の中でプラトンは，医療にどの程度の資源を割り当てるべきかを論じ，慢性病の患者に治療しても社会復帰が困難な場合は無益であるとして，慢性病の医療をほとんど認めていない。そのような場合は，むしろ死を受け入れるべきであるとするのである。プラトンは，医療資源の配分を，ポリス(国家)を維持するという目標のなかで考えており，現代のように，個々人が医療サービスを受ける権利という発想ではとらえていない。しかし，医療資源の配分が，プラトンの時代にすでに問題になっていたことが分かる。

「医療の配分の難しさを特徴づけている無限の期待と有限な資源とがもたらす困惑を，プラトンは心得ている。医療資源の配分のための適切な方法を見出そうとする試みと，その

資料

アメリカの医師であり哲学者のエンゲルハートは，医療資源の配分の問題を，以下の，相争う四つの目標の間の緊張と葛藤としてとらえている(『バイオエシックスの基礎づけ』より)。

① 可能な限り最善の医療をすべてのひとに準備すること。
② すべてのひとに平等な医療を準備すること。
③ 医療提供者側と受給者側の選択の自由。
④ 医療経費の抑制。

配分にあたっての自由な選択の役割との間の葛藤をも，プラトンは暗にではあるが認めているのである。」(トリストラム・エンゲルハート『バイオエシックスの基礎づけ』朝日出版社　1989)

2 マクロ配分の問題

ところで，医療資源の配分問題は，「マクロ配分」と「ミクロ配分」という二つのレベルに大きく分けられる。「**マクロ配分**」(→p.132)の問題は，さらに，国民経済上のレベルと医療政策上のレベルに区分することができる。国民経済上のレベルの配分問題とは，運輸・防衛・公共事業など諸々の分野に対して，医療の分野に全社会資源のどの程度を配分するかという問題である。これに対し，医療政策上の配分問題とは，医療資源をどのような医療に配分すべきかを問題にする。具体的にいえば，治療と予防のどちらを優先すべきか，老人医療，先端医療などへの配分比率をどうするかといった問題である。最近，マクロレベルの医療問題への関心が高まっている。その背景には，90年代以降，日本経済が構造的な低成長時代に入ったなかで，**国民医療費**は毎年約1兆円ずつ増加し(2013年度は約39兆円)，今後も増加し続けることが確実だという情勢がある。特に，人口の急速な高齢化により，**老人医療費**は，2025年には医療費の約56％に達すると予測されている。このような状況を踏まえて，国民医療費の対GDP比をどの程度に抑えるか，医療費の公的負担と患者負担の割合をどうするかなどが盛んに議論されるようになった。今，求められているのは，これまでのわが国の医療システムの根本的な見直しであり，今後の方向性へのビジョンである。

資料

「成熟経済型医療構造」への転換

広井良典『医療保険改革の構想』(日本経済新聞社1997)によれば，わが国の従来の医療システムは，診療所の数を増やし，国民誰もが安く医療サービスを受けられることを目指す「量とアクセス」重視の「途上国型医療構造」であったとする。そして，今後は，「質とコスト」重視の「成熟経済型医療構造」に転換をはかるべきだと主張している。

医療の中心部分と四つの周辺部分(『医療保険改革の構想』より)▶

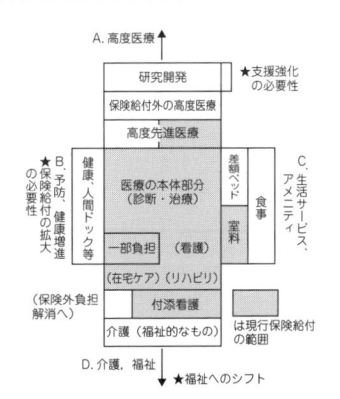

今後は医療における資源配分を「中心部分」から，A～Dという四つの「周辺部分」へとシフトしていくことが，全体としてより対費用効果の高い医療構造になると考えられる。

③ ミクロ配分の問題

「ミクロ配分」(→p.132)の問題は「特定の医療サービスを誰に配分すべきか」という臨床レベルの配分にかかわる。たとえば，移植用の臓器が限られているとき，臓器移植を希望する患者の中から誰を選抜するかといった問題である。患者を選抜するさまざまな基準の中で基本となるのは，「医学的適合性」（医学的にみてもっとも治療効果を期待できる患者に優先権を与える）という基準であろう。しかし，この基準だけでは決着がつかない場合はどうすればよいか。エンゲルハートは，以下の四つの配分原理を提示している（前掲書）。

① 平等主義…必要としている者すべてに公正に（資源が十分でないなら抽選で）配分。
② 自由市場主義…その治療費を自分で支払えるか，あるいは支払ってくれる友人・知己のある者すべてに配分。
③ 功利主義…生産に復帰する可能性が一番大きく，かつ，社会を大いに利すると思われる人たちに優先的に配分。
④ 功績主義…社会に特別な奉仕をするという形で，社会に利益をもたらす人たちなど，何か別のことを考慮して配分。

ところで，腎透析の普及が，どの患者が透析を受けるかという選別問題を解消したように，「ミクロ配分」の問題と「マクロ配分」の問題は密接に関連しあっている。

資料

ブラック・ジャックの患者選別基準

『ブラック・ジャック』は，医学博士でもあった手塚治虫が，現代医療というテーマに取り組んだ作品として知られる。

主人公のブラック・ジャックは，天才的な外科技術を持つ無免許医だが，その患者選別の基準は，ずばり，巨額の治療費に対する支払い能力だけである。

200話を超す物語において，この闇の天才医師が要求する法外な治療費は，医療とそれにまつわる人間ドラマの複雑さ，生臭さを照らし出す照射光の役割を果たしている。

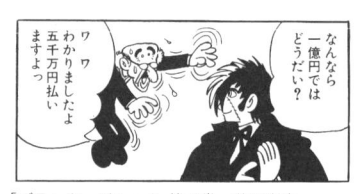

「ブラック・ジャック」第7巻　秋田文庫

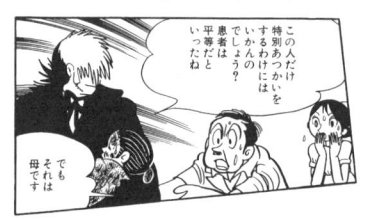

「ブラック・ジャック」第5巻　秋田文庫
(©手塚プロダクション)

spot 医療従事者間の「賃金配分」の問題

　医師の過剰と看護師不足は，以前から問題となっている。ところが，医師と看護師の給与の差は相変わらず歴然としている。

　広井良典『医療の経済学』（日本経済新聞社　1994）では，その原因として，需給関係の価格メカニズムがきちんと機能していない問題とともに，医師が開設する診療所が大きくなって病院となった「個人立病院」という，他国ではほとんど見られない病院形態が多数を占める特殊性を挙げている。教会など地域の有志が設立し，公共性の高いコミュニティ・ホスピタルを原型として発達した欧米の病院などとは，「病院」の性格が全く異なるというのである。このため，チーム医療の視点が不十分で，医師以外のスタッフに対する評価も構造的に低くなりがちだと指摘している。厚生労働省は，「医療経営の近代化・効率化に向けた今後の取り組み」（平成15年）において，「質の高い医療提供体制の確保の基盤となる医業経営の近代化・効率化に向けて着実に取り組む」として，「階層的な収入要件の撤廃」などの取り組みをあげているが，医業従事者間の賃金配分は，こうした医業経営の近代化という文脈においても見直されていくべきである。

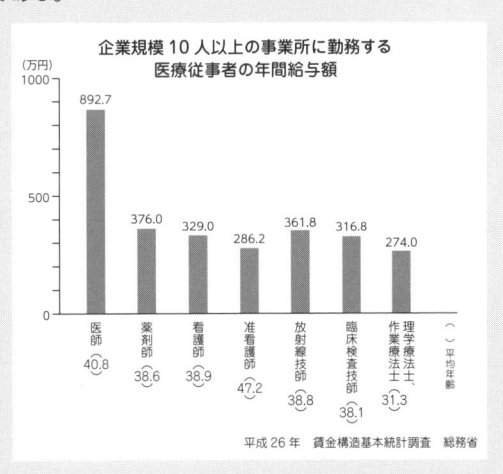

企業規模10人以上の事業所に勤務する医療従事者の年間給与額（万円）

職種	年間給与額（万円）	平均年齢
医師	892.7	40.8
薬剤師	376.0	38.6
看護師	329.0	38.9
准看護師	286.2	47.2
放射線技師	361.8	38.8
臨床検査技師	316.8	38.1
理学療法士・作業療法士	274.0	31.3

平成26年　賃金構造基本統計調査　総務省

論点

医療費における公的負担と患者個人の負担との割合はどうあるべきか，考えてみよう。

参考文献

池上直己『医療・介護問題を読み解く』日経文庫　2014
加藤尚武・加茂直樹編『生命倫理を学ぶ人のために』世界思想社　1998

10 国際的生命倫理

key word　人権の座　生命倫理法　人間の尊厳　生命の南北問題

1 国際的な生命倫理の動向

(1) ヨーロッパ型の生命倫理

　これまで日本において論じられてきた「生命倫理」の中味は、そのほとんどがアメリカにおけるバイオエシックスの考え方であった。それは、自己決定権中心主義とでもいうべきものであり、極端な言い方をすれば、対応能力を持った個人の自己決定権と自己責任に基づいてすべての問題に対処すべきだとするような考え方である。

　参考文献にも挙げたが、『先端医療のルール』や同著者の『生命科学の欲望と倫理−科学と社会の関係を問い直す−』(第2章　青土社　2014年)では、そうしたアメリカ的なバイオエシックスだけが、唯一のものでも普遍的なものでもないことが指摘され、その対極に位置するものとして、フランスの生命倫理に関する理念と政策が紹介されている。

　フランスの生命倫理政策の中心理念は、人体は「**人権の座**」として尊重されるべきであり、人権は公の秩序に関わることであるから、人体(とその部分)の取り扱いに関しては、個人の自由は制約を受ける、という考え方だとされる。

　フランスでは、こうした理念のもとに、1994年に先端医療技術全般を規制する「**生命倫理法**」(→p.132)が公布された(2004年、2011年に改正)。そこには、アメリカにおける精子バンクや代

資　料

「人体」は人でも物でもない第三のカテゴリー

　参考文献に挙げた『先端医療のルール』によれば、フランスの「生命倫理法」では、人体を人でも物でもない特別に保護すべき存在であると規定し、そのために民法の「人」と「物」に関する規定の他に、第三のカテゴリーとして「人体」の規定を設け、「近代法の体系に一大革新を持ち込んだ」という。また、刑法も変更し、人体への罪は、人や物に対する罪とは異なる独自のカテゴリーに属するものとした。このように、フランスにおいては、人体は「人の尊厳をになう人格が宿る独自の価値を持つ法的存在」とされたというのである。

理出産業などのような，人体と生殖の商業化の進行に対する危機意識が強く反映されている。

　ナチズムの過去を持つドイツでは，深い反省を通して「**人間の尊厳**」を憲法の原則に据え，倫理・法・政治などの諸問題に対処する上での拠り所としている。2002年のドイツ連邦議会「現代医療の法と倫理」審議会最終報告書においても，生命倫理の基礎に「人間の尊厳」の保証を据え，「人間の尊厳，及びそこから帰結する諸々の基本権と人権は，現代医療の倫理的・法的評価のための基本的な尺度をなす」と宣言している。

　フランスが，人権や人体の保護とともに科学技術の最大限の発展を目指そうとしているのに対し，ドイツは，科学技術のもたらす結果を先取りしてコントロールすべきだという姿勢が強いとされる。たとえば，生殖技術に関しても，1990年の「**胚保護法**」（→p.132）により，厳しい規制を定めている。

　こうした，立法や行政により国が技術規制するというヨーロッパ型の生命倫理政策は，当事者の自己決定と専門家の自治に委ねるアメリカ型と対極的である。

（2）生命倫理の国際条約

　1990年代以降，ヨーロッパを中心に，先端医療問題に関する国際条約を作る動きが続いている。そうした動向の基底には，生命倫理問題を人権問題として明確に位置づけようとする共通認識があるといわれる。

　1996年には，ヨーロッパ評議会が「**人権と生物医学条約**」（→p.51）（通称「**ヨーロッパ生命倫理条約**」）を採択した。また，ユネスコ（国連教育科学文化機関）も，1993年から「国際生命倫理委員会」を設け，1997年末に「**ヒトゲノムと人権に関する世界宣言**」（←p.19, →p.146）を採択するなど，個別領域で諸宣言を行い，それらを踏み台にして，一般的な生命倫理原則について2005年に「**生命倫理と人権に関する世界宣言**」（←p.19, →p.147）を採択した。この宣言では，「人間の尊厳，人権および基本的自由の尊重（第3条）」など15項目の原則が示されている。

　臓器移植も生殖医療も容易に国境を越える。国際的なルール形成の流れの中で，日本の取り組みの遅れが際立つようになってきた。韓国では，アジア初の包括的な生命倫理立法として，「**生命倫理安全法**」が2005年施行された（2012年全面改正公布）。日本も，国内における生命倫理に関する法整備を進める必要がある。

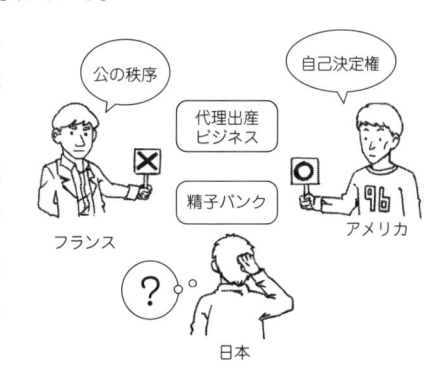

2 日米欧の先端医療への対応パターン

橳島次郎「先端医療政策論」(『岩波講座・現代社会学⑭病と医療の社会学』岩波書店)では,欧米諸国の先端医療への対応の比較がなされ,それらと対比した日本の対応の特徴が,以下のように指摘されている。

・ヨーロッパ型…国レベルでの公共政策による対応
・アメリカ型…専門家集団による自己規制と司法制度に基づく対応
・日本…マスコミの取り上げ方が最大の判断基準

また,日本には,欧米のような,有効な懲罰制度を備えた医師の公的自治組織がない現状(日本医師会は任意加入の同業者利益団体)を批判し,医療専門家集団による現場の管理体制の確立と,問題の組織的検討を行う公的機関の設立の必要性を訴えている。

45ページ1の(2)に記されているように,ユネスコによって,「生命倫理と人権に関する世界宣言」が出され,各国が生命倫理に関する立法や政策を作成するための原則や手続の普遍的な枠組みが示されている。日本も,マスコミでの取り上げ方やそれを受けた世論に左右されるような無原則な対応を続けていたのでは,いつまでも明確な倫理原則は形成されない。この宣言を踏まえて,生命倫理の国内原則の確立とそれに基づく一貫した政策対応を目指すべきであろう。

先端医療に対する政策対応パターンの比較図式

フランス	ドイツ	イギリス
人権原理による技術規制を法律で体系化	生命保護原理により禁止事項を法制化	最低限の禁止事項と,行政機関の設置を法律で
↓	↓	↓
行政機構による管理・運用	実際のチェックは医師会	独立の行政機関がルールを定め,事前審査と監査を行う

(Public Policy Model)

アメリカ	日 本
バックアップ体制のある私的自治	国レベルは政策対応なし
「ガイドライン―委員会」体制 司法判断の積み重ねによるルールづくり	マスコミを主な判断基準にした個別学会・研究者によるその場その場の自己規制

(Private Policy Model)

*『先端医療のルール』より

spot 移植ツーリズム・生殖ツーリズムと南北問題

　世界各国の規制格差や経済格差を利用した，臓器売買や移植ツーリズム，生殖ツーリズムなどが，国境を越えて行われている。

　臓器移植に関しては，2008年に国際移植学会が，臓器提供者（ドナー）保護の観点から「臓器取引と移植ツーリズムに関するイスタンブール宣言」を採択した。宣言では，「臓器取引と移植ツーリズムは，公平，正義，人間の尊厳の尊重といった原則を踏みにじるため，禁止されるべきである」として，「このような行為を禁止するのは全ての国々の重大な責務である」ことを強調し，海外渡航移植の原則禁止を提言した。しかし，現実には多くの国で臓器売買や移植ツーリズムが行われている。たとえば，スコット・カーニー『レッドマーケット－人体部品産業の真実－』（講談社　2012）では，インドをはじめ，中国，ヨーロッパ，アフリカなど世界中で取り引きされる臓器・靱帯・角膜といった人体の部品市場の実態が，生々しく伝えられている。

　生殖技術に関しても，グローバル市場化が進み，卵子提供や代理出産などの規制がゆるく安価に利用できる国々へと先進国の人々が訪れ治療を受ける生殖ツーリズムが盛んになっている。ネットで検索すれば明らかなように，あっせん業者の仲介により，卵子提供や代理母を求めて日本から海外に行くケースも少なくない。

　これらの問題は，人体に関する需要がある限り，規制が厳しいほど闇のマーケットが活性化するという側面があり，国別の対策では限界がある。国際的な対応が必要なのである。世界人口の約8割を占める途上国の人々には，高価な先端医療技術は高嶺の花であり続けないかという危惧が，途上国の医療問題に携わる専門家から寄せられている。途上国の貧しい人々を札束で臓器供給源や新薬開発の被験者にし，「先進国」の国民のみが技術の恩恵を享受するような事態を克服するために，国際的生命倫理の構築には，南北問題（生命の南北問題）への取り組みが不可欠である。「生命倫理と人権に関する世界宣言」第15条でも，「あらゆる科学的研究及びその適用によって得られる利益は，社会全体で共有すべきであり，国際社会においては特に発展途上国と共有すべきである」と宣言している。

論点
アメリカ型とヨーロッパ型の生命倫理政策の長所と短所を比較し考察してみよう。

参考文献
橳島次郎『先端医療のルール』講談社現代新書　講談社　2001
『ユネスコ生命倫理学必修〈第1部〉授業の要目　倫理教育履修課程』医薬ビジランスセンター　2010

11 脳死と臓器移植

key word 死の3徴候　脳死と植物状態　改正臓器移植法
15歳未満からの脳死後の臓器提供

1 死の3徴候と脳死

　多くの人が死として認識するであろう「呼吸も脈拍も反応もない，冷たくなった状態」は，見える死である。従来から人の死は，**死の3徴候**によって判定されてきた。3徴候とは，①呼吸停止，②心臓停止，③瞳孔の散大である。

　脳死は，「脳機能の回復不可能な喪失」である。脳幹の機能が失われると自発呼吸できなくなるため，人工呼吸器が必要となる。1950年代末，人工呼吸器の開発・普及によって，脳は死んでいるが，身体の他の部分が生きている「不可逆的昏睡」という特殊な状態が生まれた。心臓停止していないドナーから心臓を摘出することは，殺人になる。しかし，心臓停止していない状態を人の死と判定できれば，殺人にならずに，心臓を摘出して移植することができる。つまり，「脳死」という概念は，臓器移植のためにつくられたものともいえる。人の生から死への移行は連続的であり，ここから死だというはっきりした切れ目があるわけではない。どの時点を死とするかは，生物学的科学的な事実だけでなく，社会の側の受け止め方が大きな役割を果たしている。社会が，「脳は死んでいるけれども，他の臓器がまだ使えるというレベル」を死と受け止めれば，「脳死」と呼ばれる状態が人の死になるのである。

資料

脳死と植物状態の違い

　脳死とは，脳全体の働きが無くなり，人工呼吸器などの助けがなければ心臓が停止してしまう状態です。脳死になると，どんな治療をしても，回復することはなく，心停止に至ります（心停止までに，長期間を要する例も報告されています）。脳幹の機能が残っていて自分で呼吸できることが多く，回復の可能性がある植物状態とは全く別のものです。

　臓器移植法に基づく脳死判定は，脳死後に臓器提供を行う場合に実施します（臓器移植法で脳死が人の死となるのは，臓器提供の場合だけです）。

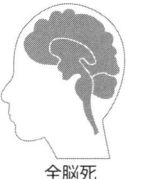

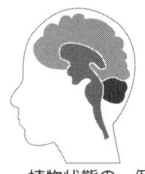

全脳死　　機能喪失部分　　植物状態の一例

日本臓器移植ネットワークパンフレットより

2 改正臓器移植法

　日本では，臓器の移植に関する法律(臓器移植法)施行(1997年)後，1999年2月に初の脳死下臓器提供が行われ，以来，2010年7月までに86人の脳死ドナーの提供により，計374件の移植が行われた。しかし，「本人の書面による意思表示」と「家族による承諾」が絶対に必要とされるなど，脳死ドナーには厳しい条件があった。1998年に行われた内閣府の調査によると，**臓器提供意思表示カード**に記入しているのは成人の2.6％であったという。臓器提供者がなかなか現れないため，日本が欧米諸国と比べて移植医療が進まないとされていた。日本では，親族からの生体移植が盛んに行われていることや，海外へ渡航して移植を受ける人も少なくないのは，こうした臓器提供者が不足しているから，とする議論も高まった。脳死ドナーの条件をゆるめた新しい法律が，「臓器の移植に関する法律の一部を改正する法律」(改正臓器移植法)として，2009年7月17日に公布され，1年後からは全面的に施行された。

　改正臓器移植法によって，次のことが可能となった。
1　本人の意思が不明な場合の家族の承諾による臓器提供
2　15歳未満からの脳死後の臓器提供
3　親族への優先提供の意思表示

臓器提供意思表示カードの裏面

　改正臓器移植法施行の2010年7月から2015年6月までの間に，脳死での臓器提供例が244例あった。このうち，家族からの申し出によるものが134例，臓器提供選択肢の提示が110例であった。また，同じ5年間で，15歳未満の脳死臓器提供例は7例であった(日本臓器移植ネットワーク「改正臓器移植法施行から5年資料」より)。

資　料

改正臓器移植法における脳死下での臓器提供プロセス

1	脳死とされうる状態の判断(脳死が疑われる患者に対して，法的脳死判定から自発呼吸の停止を除く項目を確認)
2	臓器提供の説明。家族が説明を希望すれば，移植コーディネーターから詳しい説明を行う。(カードなどで本人の意思の確認を行う)
3	家族の承諾
4	法的脳死判定(1回目) 2名の医師が判定。①深い昏睡，②瞳孔散大・固定，③脳幹反射の消失，④平坦な脳波，⑤自発呼吸の停止。
5	法的脳死判定(2回目) 1回目から，6時間以上空けて実施。(6歳未満は，24時間以上)死亡宣告。
6	臓器摘出
7	移植手術

日本臓器移植ネットワーク『臓器提供施設の手順書(第2版)』2014年7月　p.7

③ 脳死についての議論

　1968年に，日本では「和田心臓移植事件」がおこり，1980年代から97年の臓器移植法制定まで，「脳死は人の死か」をめぐって大きな論争となった。この議論は，2008年の改正臓器移植法の制定時に再び議論が活発化したが，根本的な解決が見られないまま現在も続いている。

　臓器移植数が伸び悩む中で，旧法のような厳しい規制では，これ以上の増加がのぞめないので，規制を緩和する方向で改正が行われた。ここで留意すべきは，脳死を一律に人の死とすることは改正法でも認められていないため，臓器移植法改正後も，「死の二つの基準」が継続している点である。あくまでも臓器移植をする場合に限り，「脳死を人の死とする」ことが容認されているのである。しかし，たとえば腎臓移植が進むようになれば，30万人を超す透析患者（2014年末・日本透析学会「わが国の慢性透析療法の現況」による）の苦しみをのぞくだけでなく，国民医療費全体の抑制に寄与することも考えられる。

　これに対し，改正臓器移植法制定の際に，法案の慎重審議を求める声もあがった。生命倫理学を研究する大学の教員らは，「生命倫理会議」を結成して，徹底審議を要請したが，これは脳死・臓器移植医療自体が，一人の患者に対する通常の医療とは異なり，臓器提供者と移植される患者の二人に関係するため，深刻な問題を抱えているからであった。また，同会議は旧臓器移植法の原則であった「ドナーの本人意思の尊重」や「レシピエントへの公平な臓器提供」が，改正臓器移植法では，「家族の承諾」や「親族優先提供」（→p.133）となるため，この原則の根本的な変更についての徹底審議も求めた。一方，長期脳死の子どもを持つ親たちは，脳死状態のわが子が，法案の成立により死んでいるとされることに耐えられないとして，慎重審議を求めたのである。

資料

臓器移植に関する世論調査

項目 調査年度	2008（平成20）	2013（平成25）
臓器移植に関心がある	60.2％	57.8％
臓器提供の意思を「記入している」	4.2％	12.6％
自分の臓器提供について脳死下で「提供したい」	43.5％	43.1％
家族の臓器提供意思がある場合，脳死下提供意思を「尊重する」	81.5％	87.0％
家族が臓器提供の意思表示をしていなかった場合，脳死下提供意思を「承諾する」		38.6％
15歳未満の脳死での臓器提供「知っている」		70.2％
家族承諾による脳死での臓器提供「知っている」		66.9％

(2013（平成25）年 8月　内閣府調べ)

spot 臓器提供の制度

　改正臓器移植法が施行された後，一時的にドナーは増えたが，その後もドナーが不足していることはかわりがない。日本臓器移植ネットワークによれば，人口あたりのアメリカと日本の臓器提供者を比較すると，日本はアメリカの約30分の1であるという。ヨーロッパの国々や韓国に比べても少ない。一つの理由としては，日本人特有の死生観が考えられるが，日本の改正前の臓器移植法が，臓器提供に厳しい条件を設けていたことがあげられるだろう。このため改正臓器移植法ではこれらの制限がゆるめられたものの，必ずしも理解を得られてはいない。アメリカ・ドイツ・イギリスでは，本人の意思表示か家族の同意のどちらかがあれば脳死後の移植が可能である。また，オーストラリア・スペインでは，本人が生前に臓器移植を拒否しなければ臓器の提供をするとみなす制度（＝オプティングアウト）がとられている。これらの国の臓器提供者数は，日本の数倍から数十倍とされる。このため，臓器提供をより増やすためには，日本もオプティングアウトのしくみを取り入れるべきであるとする考えもある。しかし，一般に日本人の感覚として，このような制度を取り入れることは，臓器が国家や社会の所有物にも感じられて，オプティングアウトに抵抗感があるのも事実である。

国別臓器移植数(2013)

		OPTING IN					OPTING OUT		
		日本	韓国	アメリカ	ドイツ	イギリス	オーストリア	フランス	スペイン
100万人あたりの臓器提供者数		0.7	8.4	26.0	10.9	20.8	24.6	25.5	35.1
臓器移植数	心臓	38	127	2,562	313	194	64	410	249
	肺	41	46	1,619	371	211	128	299	285
	肝臓	39	367	6,132	884	870	130	1,241	1,070
	腎臓	155	750	12,270	1,547	2,156	347	3,074	2,170
	膵臓	33	57	214	128	235	19	85	92

出典：IRODaT & DTI Foundation

日本臓器移植ネットワーク『日本の移植事情』p.20より

論点
臓器提供におけるオプティングアウトの制度について考えてみよう。

参考文献
香川知晶『命は誰のものか』（ディスカヴァー携書）ディスカヴァー・トゥエンティワン　2009
中村暁美『長期脳死　娘，有里と生きた1年9ヶ月』岩波書店　2009

12 人体の資源化・商品化

key word　臓器売買　卵子提供　不妊治療

1 人体は商品になる

　資本主義経済ではあらゆるものに商品化の可能性があるが，人間の臓器や組織も例外ではない。日本では，臓器移植法で臓器及び角膜の売買は禁止されているが，角膜移植では，医療機関は無償で提供された移植用角膜を「特定治療材料」として診療報酬に加えて請求できる。角膜は，直接販売されてはいないが，間接的に「価格」がつき，商品に近い形で供給されているといえる。

　また，日本国内では膵島，心臓弁，大血管・末梢血管，皮膚，骨・靱帯，網膜，羊膜（卵膜）といった臓器以外の人体組織が，死体または生体から採取されて組織移植に用いられている。日本の臓器移植法は臓器と角膜の移植までを対象としているため，人体組織の組織移植は，日本組織移植学会が作成した法的拘束力のないガイドラインに基づいて行われている。このため，これらの人体組織には臓器移植法が定める同意取得義務，売買禁止などの規制はかからない。したがって心臓の売買は禁止されるが心臓弁の売買は処罰の対象とはならない。臓器だけでなく人体組織の売買にも法的規制をかけている国は多いが，現実にはそのような国々も含めて**臓器売買**や人体組織の取引が行われている。医学・医療テク

資料

　アメリカの雑誌『ワイアード』2003年8月号には，ジャーナリストのアニー・チェイニーのルポルタージュ『ボディ・ブローカー』（邦題『死体闇取引』）が掲載された。チェイニーは，死体産業における死体部位別価格一覧表によって，人体がすでに資源もしくは商品としての価値を持ち始めていることを示した。

【死体部位別価格一覧表】（アニー・チェイニー『死体闇取引』　早川書房　p.6より）

頭部	$550～$900	肘(片方)	$350～$850
頭部(脳なし)	$500～$900	手首(片方)	$350～$850
脳	$500～$600	死体一体	$4000～$5000
肩(片方)	$375～$650	内臓のない胴体	$1100～$1290
胴体	$1200～$3000	各種臓器(一個)	$280～$500

ノロジーの発達にともない、医学・医療用の人体利用はすすみ、またそのための社会的・法的条件が整備されれば、人体の資源化、商品化はさらに拡大するだろう。

　このような人体の資源化・商品化の背後には、デカルト的な物心二元論の身体観(→p.102)が垣間見られる。この身体観に立てば、精神の座である脳が不可逆的に停止した脳死状態を人の死とみなすことに問題はない。また、身体を精密な機械としてみれば、臓器や組織もまた交換可能な部品となる。その結果、私たち一人ひとりの臓器、組織、細胞は、かけがえのない「私だけのもの」から、自他の区別なく利用可能な「部品」となる。そして、このような身体観に、行為や制度の善し悪しは結果の有用性によって決まるとする功利主義の発想が加われば、死後の人体は有効利用すべき資源となるのである。

2 臓器売買

　臓器売買は、現在の日本では改正臓器移植法(2009年)により禁止され(第11条－臓器売買等の禁止)、違反者は「5年以下の懲役若しくは、500万円以下の罰金に処し、又はこれを併科する(第20条)」とある。同様に、アメリカの「全米臓器移植法」(1984年)をはじめ、さまざまな国で臓器移植に関する法律が整備されており、臓器売買は厳しく規制されている。

　しかし、実際には発展途上国などを中心に臓器売買は行われており、貧しい人が臓器を売り、移植希望者が高額の手術費を支払い、その臓器を使って移植を受けるという実態がある。このような臓器売買は、アジアではフィリピンやインドなどで、ヨーロッパではモルドバなどで多く行われているといわれている。

資料

臓器売買事件
　2005年、徳島県宇和島市で、日本で初めて臓器売買事件が明るみに出た。腎臓移植を受けた男性と内縁の妻とが懲役1年(執行猶予3年)の有罪となり、ドナーとなった女性にも罰金100万円の略式命令が出た。また、この事件捜査の中で、移植を実施した病院では、ガンなどの病気の患者から摘出されていた腎臓を、その臓器を必要としていた患者に移植していた例(11件)が発覚した。
　また2011年6月には、東京都の医師が腎臓移植を受けた事件が発覚した。これは人工透析に苦しんだ医師が生体腎臓移植を受けることを決意し、暴力団関係者を仲介役にドナーとニセの養子縁組を行い、親族同士の生体腎移植を装って腎臓の提供を受けようとしたものである。実際は、別のドナーとニセの養子縁組みをして移植手術を受けたのであるが、この事件では医師を含む9名が起訴され、5名に実刑判決が言い渡された。

③ 卵子提供

　世界で初めて**体外受精**で子どもが生まれたのは1978年，日本では1983年のことであった。これは**不妊治療**の新たな進展となったが，同時に，それは第三者から提供された卵子，精子，胚による妊娠や代理出産への道を開くものでもあった。

　しかし，卵子提供による出産にはさまざまなリスクが伴う。卵子の提供を受ける側は，妊娠性高血圧症候群や妊娠性糖尿病などの可能性があり，また流産や早産の危険性も高いといわれている。一方，卵子を提供する側も，無理に排卵誘発を行うことによる卵巣過剰刺激症候群などのリスクを負うことになる。

　2013年の厚生労働省研究班（主任研究者・慶応大学教授　吉村泰典）の調査では，卵子提供による出産は，2012年には3年前の約3倍に増えたという。（中日新聞・2013年6月16日）。ただ，日本では，卵子提供に関して法律による整備はされておらず，国内における卵子提供は，病気などによって妊娠が難しい女性への治療などに限られ，一般的な不妊は卵子提供の対象とはなっていない。そこで，日本から海外へ卵子を求めて旅立つ女性が増えているという（NHKクローズアップ現代「急増　卵子提供」2013年1月10日）。渡航する女性の多くは，国内で不妊治療を受け続けながら，「卵子の老化」で妊娠が難しくなった40代の女性で，海外で卵子提供を受け，妊娠，出産を試みるのだという。

資　料

　ニューヨークの名門大学コロンビア大学に貼られていたポスター。「他の女性が妊娠できるように助けてあげてください（エッグドナーとなって）」と書かれている。謝礼は，8千ドル（約98万円）。
（朝日新聞社 asahi.com 2010年12月6日より）

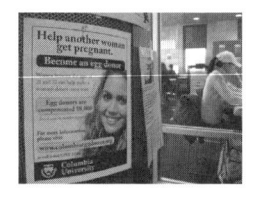

『精子・卵子・胚の提供等による生殖補助医療制度の整備に関する報告書』より
平成15年4月　厚生科学審議会生殖補助医療部会
Ⅱ　意見集約に当たっての基本的考え方
○精子・卵子・胚の提供等による生殖補助医療のあり方に関する意見集約に当たっては，様々な価値観の間で個々の検討課題に則した調整が必要となるが，専門委員会においては，以下の考え方を基本的な考え方として検討が行われた。

- ・生まれてくる子の福祉を優先する。
- ・安全性に十分配慮する。
- ・商業主義を排除する。
- ・人を専ら生殖の手段として扱ってはならない。
- ・優生思想を排除する。
- ・人間の尊厳を守る。

spot 血液・精子・卵子などの資源化・商品化

　人体に関わるものの商品化としては、古くは血液の例がある。日本では1950年代から60年代半ばまで、血液を有償で売る売血が行われていた。しかし、売血を常習とする人々の血は「黄色い血」とも言われ、感染症の検査も不十分であったため、輸血された患者の中に肝炎ウィルスが広がるなど、大きな社会問題となった。そこで、1964年の閣議で「献血の推進」が決定され、日本では輸血用血液は献血によって供給されるようになった。

　1960年代半ば、アメリカの遺伝学者ハーマン・J・ミューラー(1946年、ノーベル生理学・医学賞を受賞)(1890〜1967)の提唱で「精子バンク」が開設され、不妊治療や結婚は望まないが子どもが欲しいという女性に利用された。しかし、1980年、ノーベル賞受賞者などの精子を集めた「精子バンク」が開設されると、「優秀な」遺伝子を「精子バンク」で残し、利用しようとする発想は「優生学」につながるという批判が起きた。現在、アメリカの「精子バンク」は(←p.32)FDA(アメリカ食品医薬品局)による管理、規制のもとで、精子提供者は感染症や遺伝疾患などの厳格な検査が行われているが、その一方で、インターネットの「精子バンク」のホームページでは、精子提供者の「髪の毛の色」「目の色」「身長」などを選択できるようになっており、オンライン・ショッピングのような感覚に陥ってしまう。

　卵子は、卵子の提供者に対して排卵誘発剤などによる身体的なリスクもあって採取される希少な資源なので、精子よりはるかに高額となる。日本では卵子の売買は禁止されているが、アメリカでは、精子と同様に卵子を提供する女性の「資質」も考慮されて高い「値段」がつくこともあるといわれている。

　さらに2006年、アメリカ、テキサス州の不妊治療サービスを提供する施設が、子どもに恵まれないカップルのために受精卵の販売を始めた。契約者は精子、卵子の提供者を選び、その精子、卵子で作られた受精卵(胚)を代理母に移植して出産を待つ。しかし、そのまま成長して胎児になる胚の販売には、人身売買に等しいという批判もある。

論点
精子や卵子の提供の勧誘があれば、どのように対応すれば良いのか考えてみよう。

参考文献
城山英巳『中国臓器市場』新潮社　2008
宮下洋一『卵子探しています　世界の不妊・生殖医療現場を訪ねて』小学館　2015

13 再生医療

key word 再生医療　幹細胞　ES細胞　iPS細胞

1 再生医療と幹細胞

再生医療とは，病気などで損傷を受けた体の機能を「**幹細胞**」などを用いて復元させる医療であり，臓器移植とは異なり，ドナー(臓器提供者)を必要としない移植医療である。人の体は，約200種類の細胞が60兆個集まってできており，骨，臓器，皮膚，血液などの組織に分化した体細胞が，それぞれの役割を果たすことで生命は維持されている。幹細胞とはそのような体細胞に分化する前の細胞のことで，生き物の体の中で「細胞を作る」働きを持っている。血液細胞を作る造血幹細胞や神経細胞を作る神経幹細胞など，それぞれ異なった幹細胞があるが，なかでもヒトの発達段階の初期に存在する"胚性幹細胞"は，人体のすべての組織や臓器をつくることができる。

ES細胞とは，人工的に作られた幹細胞の一種で，無限に増やすことができ，また増やした後，さまざまな細胞を作ることもできる。ただしES細胞は，胚(受精卵が胎児になるまでの段階のことで，子宮に戻せば胎児として成長する)を壊して作られるので，後述するように倫理的な問題がある。また，ES細胞から作られた臓器には拒絶反応の問題もある。

ES細胞と同じような細胞を，胚(受精卵)を使わずに人工的に作れないか，という研究から生まれたのが**iPS細胞**である。2006年，京都大学の山中伸弥は分化した細胞に，四つの

資料

横浜市立大学の医学研究科谷口英樹は，肝臓の再生の研究を行っている。谷口は元々移植外科の肝臓の専門医であったが，移植用の肝臓が足りなくて，亡くなられる患者を多く見てきた。費用をかけずにヒトの肝臓を作る方法を探しているとき，ヒトのiPS細胞から肝臓になる細胞をつくったところへ細胞を2種加えてボール状にし，これをマウスに移植したら，きちんと人間の血管網ができて血液が流れ，肝臓の働きをする塊になっていた。この技術が確立したら，将来，人工的に低コストで臓器を保存する時代が来るかもしれない。

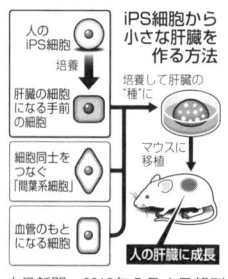

中日新聞　2013年7月4日朝刊

遺伝子を組み込めば未分化の細胞に初期化できることを発見し，これをiPS細胞と名付けた（iPS細胞の日本名は「誘導性多能性幹細胞」である。山中はこれによって2012年にノーベル生理学・医学賞を受賞した）。iPS細胞は，ES細胞と同じような性質を持つ「幹細胞」であるが，受精卵を使わないので倫理的な問題も回避でき，また本人の細胞から作製するので拒絶反応も起こらないとされる。このiPS細胞によって，再生医療の可能性は大きく拡がった。

2 再生医療の問題点

1998年11月，人の胚（受精卵）の内部細胞塊から，体中の細胞に分化できる多能性を持つ幹細胞＝ES細胞（胚性幹細胞）の樹立に成功したという発表があった。同時期に，死亡胎児の始原生殖細胞（生殖細胞のもとになる細胞）から，同等の多能性を持つ幹細胞（EG細胞）が樹立できたとの論文も発表された。しかし，これによって再生医療研究は大きな倫理的な課題と向き合うこととなった。

胚は，そのまま胎内にあればヒトとなる。そこで，たとえ研究のためとはいえ，ヒト胚を壊したり，それに操作を加えたりするのは倫理上許されないという意見が出たのである。これは胚を生命として認めるべきか否かという問題につながっている。また，患者の細胞から取り出した核を卵子に移植してヒトクローン胚を作り，そこからES細胞を作れば，患者自身と同じ遺伝子を持った，拒絶反応を起こさない細胞，組織，臓器を作製できて，再生医療に活用できる。しかし，このヒトクローン胚を子宮内に戻せばクローン人間をつくることも可能になるとして，これを危惧する意見もある。クローン技術をES細胞技術と組み合わせて再生医療に応用することは，私たちの身体自体が医療産業の資源として扱われることになるのではないかという疑問も起こる。

幹細胞の研究には，余剰胚（不妊治療の際，母体に戻されなかった胚）を用いるが，その胚の提供者に対して十分なインフォームド・コンセントを行った上（→p.70）で譲り受けたものとはいえ，提供者の遺伝子情報を持った余剰胚から作製されたES細胞が増殖され，各地の研究所に拡散する可能性もある。したがってES細胞の取り扱い

ES細胞（胚性幹細胞）

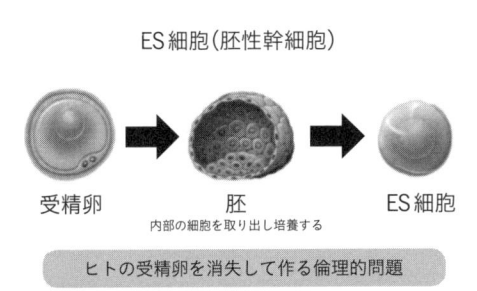

受精卵 → 胚 → ES細胞
内部の細胞を取り出し培養する

ヒトの受精卵を消失して作る倫理的問題

内閣府：科学技術政策のホームページ「iPS細胞が作る新しい医学」

はより慎重を期さなければならない。

一方、iPS細胞はヒト胚を使わずに作製できるので、このような倫理的課題から免れているが、ヒト胚と同様な能力を持つものを人工的に作りだせてしまうという点では、新たな倫理的な問題が生じているという指摘がある。

③ iPS細胞の臨床応用

前述の山中伸弥が発見したiPS細胞の臨床への応用例として、2014年、神戸の研究チームがiPS細胞から作った細胞による世界最初の移植手術がある。それは、目の病気である「浸出型加齢黄斑変性」を患った70代の女性に対してであった。患者の腕から直径4ミリの皮膚を採取してiPS細胞を作製し、このiPS細胞を「網膜色素上皮細胞」に変化させ、この病気の原因である、網膜の下の異常な血管を取り除き、そこにiPS細胞から作られたシート状の「網膜色素上皮細胞」を移植するものであった。目の病気がiPS細胞の最初の臨床応用に選ばれたのは、いつでも眼底を観察することができるからであった。

iPS細胞は、パーキンソン病の治療でも期待されている。パーキンソン病は、ドーパミンを作る中枢神経細胞が脳の中央部の組織で減少するために、手足の震えや筋肉の硬直が進行し、体が自由に動かせなくなる病気である。京都大学iPS細胞研究所では、ES細胞とiPS細胞からドーパミン産生細胞を作り、パーキンソン病の症状を示したカニクイザルに移植したところ、ほとんど動けない状況から動き回れる状況まで回復したという。2016年には臨床実験を始める予定があるという。

資料

iPS細胞由来網膜色素上皮(RPE)シートの作製

iPS細胞 → 網膜色素上皮(RPE)細胞を作製 → 移植用RPEシート

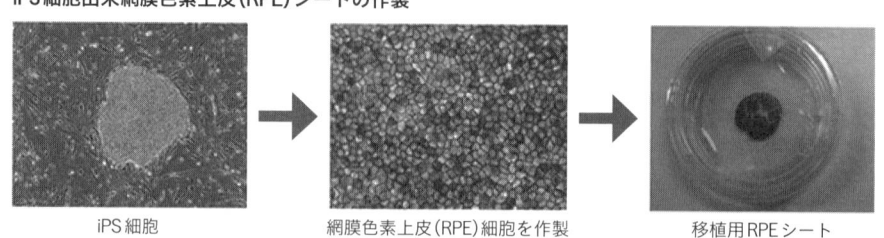

写真提供：理化学研究所

spot　iPS細胞の倫理的課題

　京都大学の研究グループは，2012年にマウスを使って多能性幹細胞であるES細胞とiPS細胞から卵子を作製し，それらの卵子から子供を産み出すことに成功した（2012年10月5日）。右の写真はiPS細胞から作製した卵子から得られたマウスの子（矢印）。

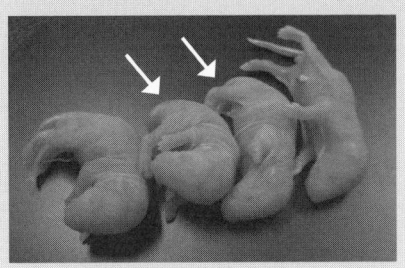

写真提供：斎藤通紀（京都大学教授），林克彦（九州大学教授）

　また2015年には，卵子や精子の前駆細胞であるヒト始原生殖細胞様細胞を効率よく誘導する方法論の開発に成功したと発表した。人の卵子と精子を作る技術の開発につながる成果で，将来的には生物発生のメカニズムの解明や不妊治療法の研究に役立つと期待されている。

　生命倫理学者の沖永隆子によれば，ES細胞は，胚という「いのち」を破壊して利用することの問題であるのに対し，iPS細胞は，「いのち」を勝手に作ってしまうことの問題であると言う。iPS細胞から人の卵子と精子をつくることが可能となれば，不妊治療に直接利用される可能性がある。それは，性や時間の壁を越える生殖技術となるかもしれない。たとえば，「男性同士のカップルが自分たちの遺伝子をもった子どもを作る」「死んだ人の皮膚から子どもを作る」といった事態が起こる可能性も考えられる。このため，事前に倫理的課題を検討し，対応策を十分に考えておく必要がある。

　iPS細胞は，ES細胞研究の論理的問題を技術的革新によって解決してしまったように見える。しかし，京都大学の児玉聡によれば，2005年の段階でアメリカ大統領生命倫理評議会は，「iPS細胞がES細胞と全く同じ能力を持つ万能細胞であるとすれば，iPS細胞の道徳的地位は，ヒト胚と同じものだと考えられる」と指摘している。すると，iPS細胞研究も，ES細胞と同じ倫理的問題が生じる可能性がある。

論点
ヒトの受精卵は，医療産業の資源と捉えられるかどうか考えてみよう。

参考文献
棚島次郎『先端医療のルール―人体利用はどこまで許されるのか』講談社現代新書　講談社　2001
黒木登志夫『iPS細胞　不可能を可能にした細胞』中公新書　中央公論新社　2015

14 安楽死と尊厳死

key word　生命維持治療　クインラン事件　クルーザン事件　東海大学病院安楽死事件

1 背景と分類

　安楽死や尊厳死という考え方は古くからあるが，現代それらが問題となる背景には，心肺蘇生や人工呼吸などの**生命維持治療**(いわゆる延命治療)が発達したことがあげられる。生命維持治療は，患者の救命や延命を可能にする一方，それが必ずしも患者の利益になるとは限らないケースや，患者自身がそれを希望しないケースもある。そこで，生命維持治療を差し控えたり，中止したりすることが認められる条件は何か，という問題が生じる。

　安楽死や尊厳死の定義についてはさまざまな議論があるが，一つの標準的な見方として，次のように区別される。「**安楽死**」とは，患者の死が目前に迫っており，苦痛が激しい場合(→p.134)に，安らかな死を迎えるようにすることであり，「**尊厳死**」とは，患者の死が迫っている場合に，生命維持治療を開始しなかったり，打ち切ったりすることによって，人間としての(→p.134)尊厳を保ちながら死を迎えるようにすることである。

　尊厳死は，安楽死の一種とみなされることもあれば，安楽死とは異なるとされることもあるが，いずれにしても，尊厳死にはあいまいな点が残る。まず，人間らしさとは，尊厳を持って死ぬとはどのようなことかについて，社会的に合意することが難しい。また，尊厳死を認める議論は，過剰で無益な治療を控える点を強調するが，どこからが過剰で無益なのかを，確定することも難しい。そこでここでは，安楽死に関する議論を概観していく

資料

安楽死の変遷

　「安楽死」は英語でeuthanasiaとも表記されるが，これは「よい死」を意味するギリシア語にさかのぼる。実際，「ヒポクラテスの誓い」(紀元前4世紀)には，依頼されても致死薬を投与しない，という項目があり，安楽死に近い考え方が当時すでにあったことがうかがえる。また，「よく死ぬこと」という意味での安楽死は，古くから文学のテーマになっており，イギリスの思想家トマス・モア(1478～1535)の『ユートピア』(1516)にも取り上げられている。また，安楽死と聞くと，森鷗外(1862～1922)の『高瀬舟』(1916)が想起されるかもしれないが，ここで扱われているのは「慈悲殺」であると考えられる。

(赤林朗編『入門・医療倫理Ⅰ』勁草書房 2005 249-266頁などを参照)。

② 安楽死の是非をめぐる議論

　安楽死を認める議論の核心は，次の通りである。人間には，死に方についても「**自己決定権**」があり，患者が安楽死を望むなら，その意思を尊重すべきである。他方，安楽死に反対する議論の核心は，次の通りである。生命は，所有物と同じような仕方で自己決定の対象にしてはならず，安楽死という形で生命を放棄する決定は認められない。

　議論の焦点の一つは，安楽死をめぐる「**滑り坂論法**」である。つまり，いったん安楽死を容認すると，（下り坂を滑り落ちるように）そのルールの適用対象が不当に拡張され，死を望まない患者が安楽死と称して殺されたり，社会的な圧力のもとで患者が安楽死を選択せざるをえないように追い込まれたりするのではないか，という懸念がある。
（→p.136）

　この点について，安楽死を容認する人々は，安楽死を認める要件を厳格にすれば，この懸念は解消できると主張する。これに対して反対する人々は，要件を厳格化してもそのような懸念は解消しきれないとし，安楽死の合法化よりも，苦痛の軽減を目的とする**緩和ケア**の充実を主張する。
（→p.64）

　安楽死に関するさらに細かな議論もある。例えば，「不作為」による消極的安楽死は，「作為」による積極的安楽死よりも問題が少ない，「苦痛の緩和」を意図する間接的安楽死は，「死」を意図的に引き起こす積極的安楽死よりも問題が少ない，消極的安楽死の中でも，治療を開始しない「差し控え」は，いったん始めた治療の「中止」よりも問題が少ない，といったものである。ただし，これらの区別が成り立つかどうかについては議論の余地がある。

資　料

安楽死の分類

行為のあり方	積極的安楽死	致死薬の投与などによって患者を死に至らせる
	消極的安楽死	生命維持治療を差し控える・中止する
	間接的安楽死	苦痛の緩和のための副作用で患者の死期が早まる
意思のあり方	自発的安楽死	判断能力のある患者の意思による場合
	非自発的安楽死	患者に意思を表明する能力がない場合
	反自発的安楽死	判断能力のある患者の意思に反する場合

　上の表のように，安楽死には，医療行為のあり方や患者の意思のあり方によって，分類をすることがある。なお，安楽死を積極的安楽死のみに限定し，消極的安楽死を尊厳死と呼ぶこともある。また，関連する用語として，「**慈悲殺**」は，医師による積極的かつ非自発的安楽死，医師による「**自殺ほう助**」は，医師の処方した致死薬を患者が服用することをいう。

③ 世界における安楽死・尊厳死

安楽死や尊厳死に関連して、しばしば言及される海外の事例を概観しておきたい。

まず、当時21歳だったカレン・アン・クインラン(1954〜1985)が、薬物の過剰摂取によって回復の見込みのない遷延性意識障害になり、父が生命維持治療の中止を求めて裁判が行われた(**クインラン事件・1975**)事例がある。ニュージャージー州最高裁判所は、生命の尊重よりも、個人の私的な自己決定の権利が優先されるとして、生命維持治療は中止された。この事件をきっかけに、本人の事前の指示に従って生命維持治療の中止を認める「**カリフォルニア州自然死法**」(1976)などが成立した。なお、生命維持治療を拒否することを医師に前もって指示する文章を**リビングウィル**(→p.65)と呼ぶが、この事件と並行してリビングウィルに関する議論もなされた。

また、当時25歳だったナンシー・クルーザン(1957〜1990)が、交通事故によって回復の見込みのない遷延性意識障害になり、水分と栄養の補給の中止を求めて裁判が行われた(**クルーザン事件・1983**)。ミズーリ州最高裁判所は、本人の意思を証明する明確で説得的な証拠が必要であるとした。この事件をきっかけに、アメリカ連邦議会は、患者が明確な意思を示した文書に一定の法的効力を認める「**患者の自己決定権法**」(1990)を制定した。

さらに、安楽死と呼びうる行為が「合法化」されている国として、オランダやベルギーがある。オランダの「**要請に基づく生命の終焉ならびに自殺ほう助の法律**」(2001)では、生命維持治療を拒否した患者が、耐えがたい苦痛を逃れるために死を選ぶ際、その死に手を貸した医師が罪に問われない、とされている。ベルギーの「**安楽死法**」(2002)では、耐えがたい身体的あるいは心理的な苦痛がある場合に、安楽死が認められている。

ただし、これらの事例や法律の背景には、それぞれの国や地域に特有の医療制度や法体系、文化や価値観が存在する。日本では、日本の制度や文化に合わせた議論が望まれる。

資料

自殺ほう助

自殺ほう助については、アメリカの「**オレゴン州尊厳死法**」(1997)では、厳格な条件のもとで、末期の患者が医師に致死薬の処方を求める権利が認められている。2014年に、当時29歳だったブリタニー・メイナード(1985〜2014)が末期の脳腫瘍と診断され、それまで住んでいたカリフォルニア州から、尊厳死法があるオレゴン州に移住し、安楽死・尊厳死に関する自らの主張を公開して議論を呼んだ。

spot　日本の安楽死事件

　日本における安楽死に関する議論では，**東海大学病院安楽死事件**(1991)(→p.134)がよく参照される。当時58歳の末期ガン患者の主治医が，患者の家族の要請を受けて治療を中止し，さらに家族からの要請で薬剤を投与して患者を死亡させた，というのがこの事件の概要である。

　この事件に対する横浜地方裁判所の判決(1995)では，「積極的安楽死」が認められる四条件を示している。その概要は下の表組の通りである。ただし，これらの要件を満たしたとされる事例が存在しておらず，終末期医療に関するさまざまなガイドラインでも，積極的安楽死は認められていない。

【横浜地方裁判所判決(1995)における積極的安楽死の要件】

(1)	患者が耐えがたい肉体的な苦痛に苦しんでいること
(2)	患者の死が避けられず，その死期が迫っていること
(3)	患者の肉体的苦痛を除去するために方法を尽くし，他に代替手段がないこと
(4)	生命の短縮を承諾する患者の明確な意思表示があること

　また，同判決では，「治療中止」(この判決では治療中止を尊厳死と呼んでいる)についても判断を示している。その概要は下の表組の通りである。

【横浜地方裁判所判決(1995)における治療中止の要件】

(1)	患者が回復の見込みがない末期状態にあること
(2)	治療中止を求める患者の意思(あるいは，事前の文書による本人の意思表示や，家族による患者の意思の推定)が存在すること

　ここでは，家族による患者の意思の推定が言及されている。場合によっては，自分の家族への治療を中止するかどうかの判断を迫られることもあるかもしれない。

　安楽死や尊厳死は重く難しいテーマであるが，医療者だけでなく社会全体で，つまり私たち全員が，考え，議論を続けていくべきテーマの一つである。

論点
安楽死に賛成する主張と反対する主張の双方の根拠を検討してみよう。

参考文献
樋口範雄『続・医療と法を考える』有斐閣　2008
甲斐克則・谷田憲俊編『安楽死・尊厳死』〈シリーズ生命倫理学・第5巻〉丸善出版　2012

15 終末期医療

key word 緩和ケア　ホスピス　鎮静　事前指示　リビングウィル　QOL　SOL

1 終末期医療と緩和ケア

終末期医療とは，死が近づいている患者に対して，身体的・精神的・社会的な苦しみを和らげ，自分の生をまっとうし，安らかに死を迎えるように支援することである。ただし，「終末期」がどの期間を指すのかについては，病気の種類や患者の状態によってさまざまな場合がある。

終末期医療では，**緩和ケア**（**緩和医療**）が特に重要である。緩和ケアとは，生命が脅かされる状況の患者やその家族の身体的・精神的・社会的な苦しみを和らげ，生活の質を改善する働きかけのことをいう。緩和ケアが注目されるようになった背景には，先進国において，ガン患者やガンによる死者が増えたことがある。

関連する言葉として，**ターミナルケア**や**ホスピスケア**がある。緩和ケアは早期にも行われるが，ターミナルは終末期を指す。また，ホスピスの一例として，緩和ケア病棟という場合は，公的な認可を受けて健康保険が適用される施設を指す。なお，緩和ケアの中でも，身体的な痛みを緩和することを**疼痛緩和**という。

資料

日本における緩和ケアの展開

1973年	淀川キリスト教病院（大阪府）が緩和ケアを開始
1981年	聖隷三方原病院（静岡県）がホスピス病棟を開設
1987年	国立療養所松戸病院（千葉県）が最初の国立のホスピス病棟を開設
1990年	緩和ケア病棟の入院料を新設，緩和ケア病棟の緩和ケアに健康保険を適用
2002年	一般病床の入院患者に対する緩和ケアに健康保険を適用
2006年	在宅での緩和ケアに健康保険を適用
2007年	がん対策基本法を施行，ガン患者に対する早期からの緩和医療の促進を明記

日本でも緩和ケア病棟は増加し，取り組みも多様化しているが，医療機関が提供できるケアには限界がある。他方で，在宅で終末期患者の介護を行うには，家族への支援も介護労働者も不足している。終末期医療は，医療機関に任せきりにするのでもなく，患者や家族だけに負担をかけるのでもなく，社会全体で考えていくべき課題であろう。

緩和ケアには、以下のような特徴が考えられる。(1)患者が自分の生をまっとうし、安らかに死を迎えるように支援する、(2)身体的な苦痛だけでなく、精神的・社会的な苦しみも含めて捉える、(3)医療・看護・介護・福祉などを含むチーム医療・チームケアである、(4)ガン患者だけでなく、様々な病気の患者を対象にする、(5)終末期だけでなく、病気の早期から行われる、(6)患者本人だけでなく、家族などの関係者も対象とする（水野俊誠『医療・看護倫理の要点』東信堂　2014　130-145頁などを参照）。

2　鎮静（セデーション）

緩和ケアと関連して、苦痛の緩和を目的として、麻酔薬などの鎮静薬の投与によって、患者の意識を低下させることで、苦痛やストレスを感じないようにすることを**鎮静**（**セデーション**）と言う。

鎮静には、手術などのために短期間で行われる場合、集中治療などのために長期間に及ぶ場合、緩和ケアにおいて死まで継続される場合がある。特に、コミュニケーションができない程度の意識の低下が死まで継続される場合は、意識のある生を終わらせることになるので、どのような場合に認められるかが問題になる。

例えば、日本緩和医学会「苦痛緩和のための鎮静に関するガイドライン」(2010)では、耐えがたい苦痛の緩和を目的としていること、患者と家族が同意していること、他の選択肢に比べて鎮静が最善だと言えること、といった条件が挙げられているが、慎重に判断する必要があるだろう。

3　事前指示とリビングウィル

終末期医療においては、患者の意向が確かめられないときに、どのように治療方針を決めるかが問題になる。そこで、**事前指示**（**アドバンスディレクティブ**, **AD**）といって、本人

資料

緩和ケアの形態の例

病院で行われるもの	緩和ケア病棟、一般病床の入院患者への緩和ケア、緩和ケア外来
在宅で行われるもの	訪問診療・訪問看護・訪問介護、在宅療養への支援

の意思が確かめられない場合に備えて，判断能力があるうちに，自分に行われる終末期医療に関する本人の意思を，医師にあらかじめ伝えておくことがある。

事前指示には，内容を指定する内容指示と，代わりに決定を行う代理人を指定する代理人指示がある。また，文書による指示に限定する場合と，口頭の意思表示を含める場合がある。事前指示のうちで，**リビングウィル**は，生命維持治療を拒否することを，あらかじめ文書で示しておくことをいう。さらに，心肺蘇生を行わないという事前指示のことをDNR指示(またはDNAR指示)という。

事前指示の背景には，患者本人が判断能力を失った場合にも，判断能力のあるときの当人の自己決定を尊重する，という考え方がある。しかし，健康な状態のときに，病気になったときのことを想像することは難しく，事前指示は患者の自己決定を尊重することとは限らない，という批判も考えられる。そこで，事前指示を作成するときには，患者は医療チームや家族とよく話し合い，また定期的に見直すことが求められる。

世界には，「カリフォルニア州自然死法」(1976)や「カリフォルニア州永続的委任状法」(1983)など，リビングウィルや代理人指示を法制化している国や地域もある。日本では，事前指示に言及しているガイドラインは複数あるが，法的な拘束力はない。

資料

ホスピス

ホスピスとは，もともと，中世のヨーロッパにおいて，キリスト教の修道院などで運営された，巡礼者や貧者，病者をもてなす施設である。もてなし(ホスピタリティ)や病院(ホスピタル)の語源でもある。現在では，主に終末期の患者を対象にして，緩和ケアなどを行うことを指す。ホスピスケアや緩和ケアと呼べる実践は1960年代には行われていたが，1967年にイギリスの医師シシリー・ソンダース(1918〜2005)が，聖クリストファー病院にホスピスを開設したことが普及のきっかけの一つである。

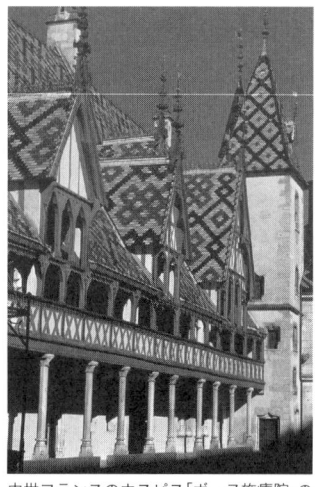

中世フランスのホスピス「ボーヌ施療院」の様子を伝える博物館

spot 生命の質(QOL)と生命の尊厳(SOL)

　終末期医療をめぐって,「生命の質・生活の質」(QOL=quality of life)という考え方と,「生命の尊厳・生命の神聖さ」(SOL=sanctity of life)という考え方をどう両立させるかが問題になることがある。

　また,安楽死をめぐっても,一方で,安楽死を容認する議論では,その根拠に本人の「生命の質・生活の質」が低いことを挙げるものがある。他方で,安楽死に反対する議論では,その根拠に「生命の尊厳・生命の神聖さ」を挙げるものがある。

　そこで以下では,生命の尊厳と生命の質という考え方を概観し,それぞれの問題点を見てみたい。

　生命の尊厳とは,人間の生命を神聖なものと捉え,それを守ることを最優先にする考え方である。生命は神聖なものであり,人間がその良し悪しを評価できるものではない,自分で処分してよいものではない,と考える。確かに,人間の生命は神聖なものである。しかし,生命維持治療が患者の生活の質を高めるとは限らない。加えて,どこから生命が始まるのかについて確定することが難しい,という問題がある。

　生命の質とは,単に長く生きることではなく,より充実した人生を送ることを重視する考え方である。確かに,生命の質は,患者本人が自分の価値観に合わせて治療の決定をする際に重要である。しかし,自分の人生についての判断は,他人の人生についての評価につながることがある。すると,生命の質という考えは,誰かの人生の質の高低について,他人が一方的に比較や評価をする危険がある。他人の生活の質を適切に評価できるとは限らない。往々にして,人は他人の生活の質について,実際よりも低く評価しがちである。加えて,意思表示することができない患者の生命・生活の質をどのように考えればよいか,という問題がある。

　つまり,生命の尊厳という考え方も,生命の質という考え方も,ともに重要であるが,万能ではない。二つの考え方のバランスを取ることが求められる。

論点
望ましい終末期医療のあり方とはどのようなものか,考えてみよう。

参考文献
会田薫子『延命治療と臨床現場 ― 人工呼吸器と胃ろうの医療倫理学』東京大学出版会　2011
甲斐克則編『終末期医療と医事法』〈医事法講座 第4巻〉信山社　2013

16 インフォームド・コンセント

key word 患者の権利章典　自己決定権　パターナリズム
インフォームド・コンセント　セカンド・オピニオン　病名告知

1 「おまかせ」医療から「自己決定」医療へ

　医者は医療現場において，専門的知識のない患者に対し，患者に代わって担当の医者が最善と思う治療を施すことになる。医学の専門性からすれば，特に日進月歩の著しい先端医療技術について，素人が何か口をはさむ余地などない。このように医者に治療方法を「おまかせ」し，医者の「おもいやり」による医療は，日本だけではなく欧米でも長く実施されてきた。しかし，第二次世界大戦後，アメリカを中心に，従来のように医者にすべての意思決定をまかせる医療から，患者も自己決定をする権利を持ち，意思決定する主体であるという考え方が生まれてきたのである。

　1973年に，アメリカ病院協会によって「**患者の権利章典**」（→p.135,144）が出された。その内容は，まず「患者は，思いやりのある，丁重なケアを受ける権利を有する」とある。そして，「患者は，自分の診断・治療・予後について完全な新しい情報を自分に十分理解できる言葉で伝えられる権利がある。」さらに「患者は病院がその能力の範囲内において，患者のサービスについての要求に答えることを期待する権利を有する。」と続く。ここに患者を顧客とするサービ

資料

説明と同意に関するガイドライン
　このガイドラインは，医者側が説明と同意を得る際に守るべき内容と手順を示すものです（患者さんの検査・治療にあたって説明する内容は以下を含む）。
①病名　②病状　③検査・治療の必要な理由　④検査・治療の概要（方法・期日・入院期間など）
⑤予測される効果　⑥予測される副作用・リスク　⑦代わりうる検査・治療
○面談には原則として担当医，看護師（必要時MSWなど），患者，家族が同席する。
○面談表には説明した内容と立会人氏名を記録し，一部は患者本人へ渡し，一部はカルテに残す。
○検査・治療にあたっての同意には，別の検査・輸血・手術同意書へ患者・家族の署名をいただく。
○上記同意書に該当しない処置・治療については，面談表の中に患者，家族の署名をいただく。
○以上の面談はプライバシーの確保された環境で行う。（※MSW　医療ソーシャルワーカー。患者やその家族のかかえる経済的・心理的・社会問題に関する相談を聴き，解決するために援助する）

（鎌田實『患者が主役』NHK人間講座　NHK出版　2004）

スとしての医療が考えられた。医者のアスクレピオス（ギリシャ神話に登場する医神）的権威による，医者と患者の一方的な垂直関係から，医者と患者が同一の視線となる水平関係に転換するということである。

　しかし，日本における患者の権利を欧米と比較すると，日本的な人間関係により，**自己決定権**に基づく医療が必ずしも十全とは言えない。日本の医者のなかには，少なからず権威主義的な傾向から抜けきらない面も見られるので，まさに医療の構造的な問題の転換が迫られているのである。

2　パターナリズム ― 黙って医者にまかせなさい

　パターナリズムとは，適切な日本語訳はないが，温情主義，家族主義，父権主義などと訳されている。語源的にはラテン語の父親（pater）に由来する。ある者が，本人のためを思って，その人に対してなす干渉行為をパターナリズムという。
（→p.135）

　さて，医療現場におけるパターナリズムとは，医者の「依らしむべし，知らしむべからず」という医療行為を指すものである。医者は患者の利益になるという理由で，医者が患者にあれこれと干渉する。医者は「あなたの悪いようにはしない。すべてあなたのためを思ってのことだ。だから，黙って私にまかせなさい。」という。それに対して，患者は「わかりました。すべてをおまかせします。」となるわけである。投薬という言葉も，投げ与える薬として患者に受け取られ，十分に薬剤の成分情報を知らないままに服用することもあった。

　このようにパターナリズムは，患者個人の自律を，あるいは「自己決定権」を侵害するものとして批判されている。つまり，自分の生命を，他人にまかせて自分で決めなくてもよいのかということである。そのためには，患者の「**知る権利**」が保障されなければならない。

資料

○患者にその内容が十分理解されるように配慮する。具体的には，●専門用語を避け，易しい日本語で話し記録する。　●図を多用する。●理解されるまで説明する。
○セカンド・オピニオンを得る機会があることを説明する。依頼されたときには，ていねいな紹介状と資料をつける。
○法定代理人が必要な場合（意思を表明できない患者，小児など）には，その代理人に同様の説明手順をとる。
○患者の心理的側面に配慮が必要なときは，担当医師，看護師は必要に応じ，MSW，カウンセラー，精神科医師と協力して対応する。

（鎌田實・同書）

③ インフォームド・コンセントとは何か

　インフォームド・コンセントとは，医者が患者に説明（inform）し，患者が同意（consent）することによってはじめて，治療が開始されるという考え方である。説明と同意，知らされた上での同意，十分な説明に基づく同意などと訳されている。世界医師会の「ヘルシンキ宣言」（1964年）で提唱され，アメリカでは「患者自己決定法」（1991年）により，入院時に，病院側が患者自身に自己決定権があることを告げることが義務づけられている。(→p.143)

　よって，医者は患者に対し，病名や病状はもちろんのこと，どのように治すのか（治療法），危なくないか（危険性），これからどうなるのか（予後）といった内容について，難解な医学用語を使わずに平易な言葉で説明しなければならない。そして，医者は患者の同意を得なければならないのである。また，どんな治療法を選ぶのか，それとも治療しないことを選ぶのかを決定する権利も，患者の自己決定権によるものである。

　なお，担当医の説明だけではなく，他の医者から説明を聞くことを**セカンド・オピニオン**という。また，インフォームド・コンセントによって治療法などを選択することなので，インフォームド・チョイスともいう。それでは，インフォームド・コンセントは万能なものだろうか。意識不明の重体患者や幼児，認知症の高齢者，知的・精神的に障がいのある人の場合には，自らの意思を告げることができない。どのようにしてその意思を確認し，人権を保障するのかなどの課題もある。

資料

医療の情報公開

　レセプトとは患者が受けた診療について，医療機関が健康保険組合などに請求する診療報酬の明細書のことである。病院や歯科医院の場合は診療報酬明細書であり，薬局の調剤の場合には調剤報酬明細書という。レセプトに記載された病名と医療行為は，当然ながら一致していなければならない。もし，一致していなければ，減点され，請求額がカットされることになる。アメリカ，オランダは1985年に，医療記録の開示を法制度として確立した。よって，レセプトのみならずカルテの開示が認められた。

　日本では，1997年に厚生省（当時）はレセプト開示の方針を決定し，患者本人の請求があれば，原則として開示を認めるように都道府県に通知した。これにより，医療過誤や医療事故の防止，不正請求の抑制も期待できるようになった。

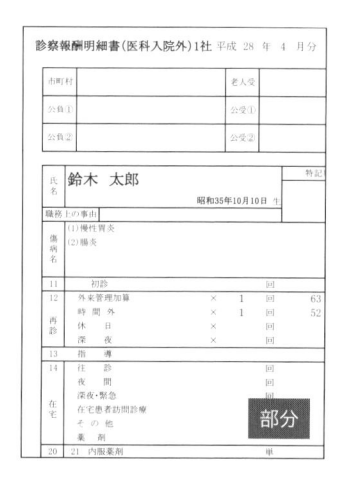

spot　病名告知

　医者は，患者を治療し恢復させることが責務である。しかし，残念ながら自分が責任を持って治療している患者が，治癒が不可能な病気であり，しかも余命がいくばくもないことが明らかになった場合，その事実をすべて患者に語り告げるべきか，それとも患者の利益を考慮し告げないでいるべきなのか，厳しい選択と対応に迫られるのである。

　とくにガン告知は，かつては家族にのみ告知し本人には告知しないことが通例であった。ある意味では，医者や家族が患者に嘘をついていたのであった。それは，ガンの治癒率が低く，告知による本人への精神的な衝動を回避するためであった。理由の如何にかかわらず，治癒できないのであるならば，知りたくないという患者も存在する。これは，患者の「知らないでいる権利」(→p.135)である。もちろん，知りたいと思っている患者もいる。このように病名告知は，一律に論ずるのではなく，個々の状況に応じて考えざるをえない。最近の世間の趨勢としては，以前に比べて告知を望むようになっている。その理由としては，医療技術の進歩によりガンの治癒率が高くなっていることや，ガン末期の疼痛を緩和する技術も進んでいることが挙げられる。また，ＱＯＬ(生命の質)(←p.67)の考え方も，その背景にあると言えよう。

　ターミナルケアを専門とする医学者柏木哲夫は，病名告知によってもたらされる良い影響を，次の5つにまとめている。

1	患者が死を受容し，平静な心で家族に看取られ，生を完結することができる場合が多い。
2	真実を告げることにより，患者自身が判断し患者の意思を述べる機会ができる。
3	告知により，医師と患者，家族の意思の疎通が図られ，信頼関係が保たれる。
4	告知により，患者が仕事や家族などの問題を整理し，残された時間を有意義に過ごすことができる。
5	告知しないことによる法的なトラブルや患者が不利益をこうむることを避けることができる。

(柏木哲夫『死を看取る医学』NHK出版　1997)

　いずれにしても病名告知には，とくに医療者(医者や看護師など)と患者本人との良好な信頼関係があって行われるべきものであり，信頼関係が構築されない状況での告知は患者にとって望ましくないのである。

論点
医療におけるパターナリズムを完全に排除すべきかどうか考えてみよう。

参考文献
水野肇『インフォームド・コンセント』中公新書　中央公論社　1990
木村利人『いのちを考える』日本評論社　1987

17 エンハンスメント

key word　エンハンスメント　治療　遺伝子操作　人間らしさ　BMI

1 エンハンスメントとは何か

　エンハンスメントは「改良・強化・増進」を意味する語である。生命倫理の議論では,「人間の能力や性質を」改良するために「医学・生命科学的な技術による」介入を行うことをいう。心身を病気や怪我の状態から通常の状態に戻すことを**治療**と呼ぶならば,エンハンスメントは通常よりも優れた能力・資質を獲得するための人間改造だといえる。

　エンハンスメントは,対象によって3つに区分される。①身体的エンハンスメント(例：美容整形,筋肉増強,免疫力強化など),②知的エンハンスメント(例：集中力や記憶力の向上,気分のコントロールなど),③道徳的エンハンスメント(例：攻撃性の抑制,勤勉性や優しさの強化など)である。方法としては,すでに一般的に行われている外科手術や薬物投与のほか,将来的には**遺伝子操作**も有力な手段になる可能性がある。

　実際のところ,何をエンハンスメントとみなすか,とくに治療とどのように区別するのかという線引きは難しい。たとえば,遅刻を繰り返すこと,「空気を読む」のが苦手なこと,ギャンブルに依存してしまうこと,このような従来道徳的な人間改良の対象だった性質が,現代では精神的疾患の一つとして名称を与えられ,医学的治療の対象となってきている(**医療化**)。健康・健常さや「治療」の範囲のとらえ方そのものが,時代によって変容しうるのである。
(→p.136)

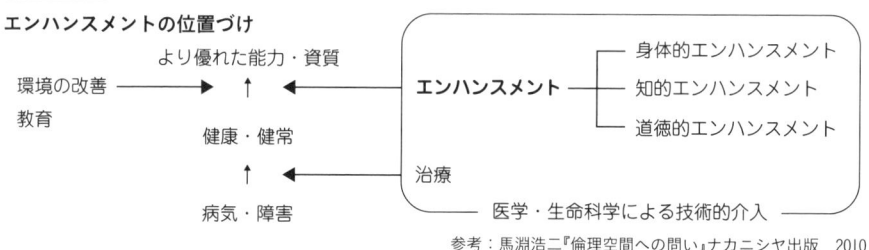

資料

エンハンスメントの位置づけ

環境の改善　　　より優れた能力・資質　　　　　　　　　　　身体的エンハンスメント
教育　　　　→　　　↑　　　←　　　エンハンスメント　―　知的エンハンスメント
　　　　　　　健康・健常　　　　　　　　　　　　　　　　　道徳的エンハンスメント
　　　　　　　　　↑　　　←　　　治療
　　　　　　　病気・障害　　　　　　　　　医学・生命科学による技術的介入

参考：馬淵浩二『倫理空間への問い』ナカニシヤ出版　2010

② 技術は人間の未来を変えるか

　脳神経科学や遺伝子操作技術の発達は，将来的に私たち人間の「できること」の範囲を大きく拡大するだろう。近年，人間と機械を融合させるウェアラブル機器が次々と発表されている。たとえば，脳から神経を通して送られる指令（電気信号）を読み取り，腕や足の機能を大きく増強させる機械もある。機械の手や足を自在に動かすことも可能であり，この技術は老化や身体麻痺のために生活に支障をきたしている人々に希望をもたらすとされる。その一方で，軍事に転用されれば，重装備ながらも怪力と圧倒的な機動力で戦い続ける兵士を生み出してしまう可能性がある。あるいは，眼鏡のように装着するウェアラブルコンピュータがある。レンズを向けるだけで，学んだことのない外国語や手話が自動的に翻訳される，目の前で人が大怪我をしたときには，必要な応急措置を瞬時に教えてもらう，といった機能が期待される。こうした機器は，今はまだ身体に装着する形だが，将来は身体に埋め込んで人間と一体化させる形になるかもしれない。サイボーグはSFの世界の話ではないのである。また，機械による補助ではなく，遺伝子操作によって人体そのものが機能強化される未来も現実味を帯びてきた。実際，世界反ドーピング機関はすでに遺伝子ドーピングを禁止対象に加えている。

　このような技術は，いわば人間を「超人」化させるように思える。しかし，それは本当に人間のあり方を「根本的に」変えることなのだろうか。エンハンスメント推進派によれば，上述したような技術革新は人類が文明史的に重ねてきた進歩を飛躍的にしているだけで，教育と学習を効果的・効率的にしているのであり，人間のあるべき姿を見失ったものではない，とする。一方で，エンハンスメント慎重派は，弱さや不完全さ，謙虚さなどを「**人間らしさ**」の大切な条件とみなし，それらの喪失が人間と社会を根本から変えてしまうことを危惧している。

資料

サイボーグ化の誘惑

　脳と外部機械を電気信号で接続する**ブレイン・マシン・インターフェース（BMI）**（→p.136）の研究が盛んである。中でも，義肢や人工内耳など人体機能を補てんする技術は実用化も進んできた。サイボーグ型ロボットとして実用化が進められている技術がある。その可能性は身体動作が不自由な人の自立を支えるにとどまらない。人体の機能を，その本来の限界を超えて高めることもできる。

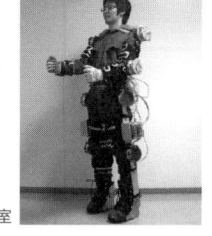

農作業向けパワーアシストスーツ　写真提供：東京農工大学　遠山研究室

③ エンハンスメントの何が問題なのか

　エンハンスメントの背景にある，より強く，より賢く，より美しくありたいという個人の願いそのものを倫理的に否定することは難しいようである。前述したエンハンスメント慎重派・批判派の主張を，『エンハンスメント論争』（参考文献）などを参考に整理してみると，次のようになるだろう。

●何らかの「人間らしさ」が失われる。——たとえば，人間の弱さ・不完全さ・傷つきやすさが完全に克服されてしまえば，他者への優しさや思いやり，さらには文学のような人間文化も失われるのではないか，とする。しかし，このような見解に対しては，「人間らしさ」は決めつけられるものではない，という反論も出てくる。

●新しい技術には危険性が伴う。——これについては，失敗のリスクと成功の利益を天秤にかけて，本人が自由に判断しているのならば「自己責任」だ，とも指摘できる。

●人生につきものでもあるさまざまな競争に不公平をもたらし，努力という人間的価値を喪失させてしまう。——たしかに，もし望む能力を薬や手術で簡単に手に入れる人が一部にいたら，「ズルい」「頑張ることが空しい」と感じられるだろう。しかし，そもそも人間の能力は不平等だ，ということを考えれば，その格差を是正することが正義に適う，という主張もできる。ただし，現実的には（政策的に介入しない限り），先端技術を利用するのは経済力を持つ者であり，むしろ能力的・経済的格差が拡大する可能性も大きい。

●「望めば誰でも能力を得られる」状況になれば，連帯や弱者救済の精神が失われ，社会福祉などの制度基盤が崩壊する。——さまざまな事を「環境や才能のせい」にすることはできず，責任はすべて自分で負うことになる。そのような社会では，「みんなが望ましいとするあり方を自分は望まない」という選択肢が事実上失われるかもしれない。

資料
『アルジャーノンに花束を』が描くエンハンスメントの結末

　知的障がいをもつ心優しい青年チャーリイは，脳外科手術と薬物投与によって天才的知能を手にする。しかし，知能の向上につれてチャーリイは，以前は気付かなかった他人の悪意に敏感になり，また知能に対して幼すぎる感情が人間関係のトラブルを招く。周囲の人は，彼を傲慢とみて疎んじるようになっていく。チャーリイが孤独に苦しむ中，彼の手術に先だって同じ手術を受けた鼠のアルジャーノンは，急激に知能が低下し，やがて死んでしまう。…
エンハンスメントが現実に引き起こすであろう問題を多面的に描き出している。

spot 生まれてくる子どもへの遺伝子操作

　自分が将来ガンや生活習慣病になるリスクを調べる遺伝子検査が身近なものになってきている。起こりうる苦難に先手を打ちたい，というニーズは強いものがある。しかし，実際に予防策をとる場合，多大な費用や労力，ときには苦痛や損失が伴うことがある。たとえば，ある臓器がガンになる可能性が高いからといって，その臓器の摘出手術を決断することは容易ではないだろう。

　また，親ならば自分の子どもに苦しい思いをさせたくない，と思うことがあるだろう。そこで，出生前に将来の病気リスクを把握し，原因となる遺伝子を改変することでそれを回避できるとしたらどうだろうか。それを望む親は多いかもしれない。この医療行為は，発病後の治療を事前の予防に置き換えるものとして，社会的にも支持されるかもしれない。

　しかし，子どものために「望ましくない性質を除いてあげたい」という望みが叶えられれば，「より優れた性質を与えたい」という願望も無視できなくなる。高いIQやコミュニケーション能力，美しい容姿，体調を崩さない免疫力…。実際に，2003年のヒトゲノム解析完了と前後して，さまざまな「○○になる遺伝子を発見」との報道が相次いだ。遺伝子を自在に操作する技術が確立すれば，親のパーフェクトベビー願望が加速する可能性もある。

　生まれてくる子どもへの遺伝子「改良」には，どのような倫理的問題があるだろうか。成人が自分の心身に対して行うエンハンスメントと大きく異なるのは，当人ではなく親という他者の意志によるということである。つまり，子どもの人生における自由＝自律（自分のことを自分で決められること）が侵害される，という批判がありうる。しかし，ならば物心がつかない幼少期から英才教育を施す親の行為も同じ根拠で否定するのか。そもそも，成長とは親をはじめとして，他者からの介入を受けるものであり，個人の完全な自律など幻想なのかもしれない。このように，さまざま観点で原理的に考えてみたうえで，何を社会的に認め，何を禁止しうるのかという問題を議論することが必要だろう。

論点
エンハンスメントはどこまで許されるか，さまざまな主張の根拠を比較してみよう。

参考文献
上田昌文・渡部麻衣子編『エンハンスメント論争』社会評論社　2008
マイケル・サンデル『完全な人間を目指さなくてもよい理由』ナカニシヤ出版　2010
金森修『遺伝子改造』勁草書房　2005
ダニエル・キイス　小尾芙佐訳『アルジャーノンに花束を〔新版〕』早川書房　2015
美馬達哉『脳のエシックス』人文書院　2010

18 医療倫理の四原則

key word　医の倫理　患者の権利　自律　正義

1 医療倫理の四原則の背景

　医療倫理の四原則とは，アメリカの哲学者・倫理学者トム・ビーチャム(1939～)と倫理学者・宗教学者ジェイムズ・チルドレス(1940～)が，医療者や医学研究者が守るべきルールとして，あるいは判断や行為の基準として1979年に提案した，**自律尊重・善行・無危害・正義**の四つの原則のことを指す。

　もともと，医師が専門職として守るべき職業倫理を説く**医の倫理**の伝統は古くからある。古代ギリシアの「**ヒポクラテスの誓い**」(→p.100, 136, 143)(紀元前4世紀)は，患者に利益を与えることや，患者に危害を加えないことを誓約している。

　ところが，ライフサイエンスの進歩にともなって，さまざまな倫理的問題が生じてきた。例えば，移植医療や生殖補助医療などの新しい技術は，臓器をどのように配分すべきか，代理出産はどこまで認められるべきか，といった新しい倫理的問題を引き起こした。そこで，1970年代のアメリカで，従来の医の倫理の流れを踏まえつつ，生命科学や医療をめぐる倫理的な問題を，医療従事者だけでなく，社会全体が取り組む問題として捉える新しい学際的な研究として，**生命倫理学**や**医療倫理学**が形成されていった。

資料

倫理・倫理学・倫理学理論

　倫理には，人間の理想の生き方，社会において守るべきルール，善悪や正不正の判断基準といった意味がある。そのような倫理について，原理的・根本的に考えるのが**倫理学**である(柘植尚則『プレップ倫理学』弘文堂　2010　1-9頁などを参照)。善悪や正不正の判断基準を論じる代表的な**倫理学理論**には，功利主義と義務論と徳倫理学がある。この三つの立場は，生命倫理や医療倫理について考える際にもしばしば参照されるので，ごく簡単に紹介しておく。

功利主義	関係者に，最も多くの幸福をもたらす行為や政策が正しい
義務論	誰もが守るべき義務(例えば「人間を道具扱いしない」)に適う行為が正しい
徳倫理学	有徳な(優れた性格の)人が，その状況で行うであろう行為が正しい

また，医療倫理の四原則の背景には，人々の意識や社会の変化にともなって，各個人の権利や意思が尊重されるべきである，という考えが広がったことがある。従来の医師と患者の関係は，医師の判断に患者が従うという**パターナリズム**(←p.69)の関係が多かったが，しだいに**患者の権利**や患者の意思が重視されるようになった。

さらに，医療倫理の四原則が唱えられた直接のきっかけには，非倫理的な医学実験が発覚したことがある。そこで，アメリカの「生物医学及び行動科学研究における人間の被験者保護のための国家委員会」は「ベルモント・レポート」(1978)を発表し，医学研究の倫理として，人格の尊重・善行・正義という三つの原則を発表した。これを踏まえて，医学実験だけでなく，広く医療をめぐる倫理的な問題を考えるための原則として，医療倫理の四原則が考案された。

② 医療倫理の四原則の内容

医療倫理の四原則の内容を見てみよう。まず，**自律**とは，理性によって自分の行為のルールを立て，自分が作ったルールに自ら従うことである。医療倫理における**自律尊重原則**は，「患者の選択や意思決定を尊重すること」を指す。具体的には，患者の選択や意思決定を制限しないこと，患者が自ら治療の選択や決定をするのに十分な情報を提供することなどを含む。患者が十分な情報を説明され，それを理解した上で，自ら治療の選択や決定をすることを「**インフォームド・コンセント**」(IC)と呼ぶ。(←p.68)

その意味において，自律尊重原則は，自分のことは自分自身で決めてよいという**自己決**

資　料

代表的な倫理綱領や倫理指針

研究倫理	1947年	「ニュールンベルグ綱領」*
	1964年	世界医師会「ヘルシンキ宣言」*
	1978年	「ベルモント・レポート」
専門職の倫理綱領	1948年	世界医師会「ジュネーヴ宣言」
	1953年	国際看護師協会「看護師の倫理綱領」
	2000年	日本医師会「医の倫理綱領」
	2003年	日本看護協会「看護者の倫理綱領」*
患者の権利	1948年	世界保健機関「世界保健機関憲章」
	1973年	アメリカ病院協会「患者の権利章典に関する宣言」*
	1981年	世界医師会「リスボン宣言」*

(＊p.143以下
巻末資料を参照)

定権の考え方を含んでいる。自己決定権は，患者の権利のうちで重要なものである。ただし，ある個人の自己決定が，他人に危害を加えたり，他人の尊厳を損なったりしかねない場合には，そのような自己決定は制限されることがありえる。

　次に，**善行**とは，他人の利益や幸福を促進することである。医療倫理における**善行原則**は，「医療に関する限りで患者の利益や幸福のために行為すること」を指す。**危害**とは，他人にもたらされる害悪のことである。医療倫理における**無危害原則**は，「患者に危害を加えないこと」を指す。

　では，善行原則と無危害原則の違いはなんだろうか。善行原則は他人に利益や幸福をもたらすという行為（作為）を求めているのに対して，無危害原則は他人に危害を加えないというように行為をしないこと（不作為）を求めている，という点に違いがある。そこで，無危害原則はより厳格であるのに対して，善行原則はより緩やかである，という考え方がある。例えば，不注意による危害を防止する責務はより厳格であるのに対して，夜間診療の充実という善行は医療従事者に対して過大な要求にならないように制限されうる，と考えることもできる。

　最後に**正義**とは，形式的には「等しい者を等しく扱う」ことである。もう少し具体的には，えこひいきや差別をしないことである。伝統的には，人間としてふさわしいあり方をするという「一般的正義」と，どの人も同じ人間として等しく扱ったり，人々を功績などに応じて扱ったりする「特殊的正義」を分けることがある。さしあたり，医療倫理における**正義原則**は，「利益と負担が公正に配分されること」を指す。とはいえ，実際に倫理的な問題に向き合う場合には，どのようなことが「等しい」のか，どのような類似や相違を重視するのか，などを考慮していく必要があるだろう。何に基づいて正義を考えるのかの基準については，例えば，人々の効用の最大化，各人の自由や権利の尊重，各人への平等な分配，各人のニーズの充足，各人の功績や社会的価値に応じた分配，人々が共有する価値の促進，各人の人格の陶冶といった候補が考えられる。

資料

医療倫理の四原則のまとめ

自律尊重原則	患者の選択や意思決定を尊重すること
善行原則	患者の利益や幸福のために行為すること
無危害原則	患者に危害を加えないこと
正義原則	利益と負担が公正に配分されること

spot 医療倫理の四原則に対する批判

　医療倫理の四原則に対する批判のうちで代表的なものを三つ紹介しておきたい（以下は，水野俊誠『医療・看護倫理の要点』東信堂　2014　3-15頁を参照）。

　第一に，原則どうしが対立するとき，どの原則を優先すべきかがわからない，という批判がある。この批判に対して，ビーチャムとチルドレスは**原則の比較衡量**を提案している。それは，「もっともな理由」に基づいて，その状況でより重要な原則を選ぶという方法である。また，アメリカの倫理学者・宗教学者アルバート・ジョンセン（1931〜）は**決疑論**（→p.136）を提案している。それは，直面している事態を，医学的適応・患者の意向・QOL・周囲の状況という四つの観点から整理して，類似する事例と比較するという方法である。（決疑論とは，もともとはキリスト教において，良心が判断に迷うような事例において道徳判断をするための推論や議論の方法をいう。）

　第二に，四原則や個別事例の比較衡量に先立って，**人間の尊厳**や**人権**を重視すべきである，という批判がある。例えば，患者の自律や患者の権利は重要であるが，医療従事者は患者が望みさえすれば，他者の尊厳や権利を損なうような患者の自己決定にも従う，というわけではない。

　第三に，医療倫理の四原則は抽象的であり，具体的な場面では，患者に対するケアや応答，信頼関係のほうが重要である，という批判がある。このような考え方を**ケアの倫理**（→p.85）といい，人間をお互いに配慮・応答し合う存在と捉え，個別的・具体的な人間の相互関係におけるケアや責任を重視する。

　確かに，人間の尊厳や人権，ケアや信頼は，重要であるが，だからといって，自律尊重・善行・無危害・正義が否定されるわけではない。また，医療倫理の四原則は，医療をめぐる倫理的な問題をただちに解決するものでもない。しかし，医療をめぐる倫理的な問題を分析したり，議論を共有したりするための枠組みの一つとして，医療倫理の四原則は依然として重要である。

論点
医療に関する倫理的な問題を，医療倫理の四原則を用いて考えてみよう。

参考文献
トム・L. ビーチャム，ジェイムズ・F. チルドレス　立木教夫・足立智孝監訳『生命医学倫理〔第5版〕』麗澤大学出版会　2009
アルバート・R. ジョンセン　藤野宏明・前田義郎訳『医療倫理の歴史 —— バイオエシックスの源流と諸文化圏における展開』ナカニシヤ出版　2009

19 看護倫理

key word　看護倫理　職業倫理　ジレンマ　倫理綱領

1 看護倫理とは

　看護師には他の医療専門職と同様，看護師として高い倫理観を持つことが社会上・法律上求められている。一般に看護倫理というと，看護師の倫理綱領や職業倫理というイメージを持たれることが多いが，看護倫理という領域は異なる三つの要素から成り立つ。一つは，1970年代より議論が活発となった**生命倫理・医療倫理**である。二つ目は，専門職としての看護師を規定する**職業倫理**である。三つ目は，他の医療専門職では直面しない**看護の専門性に起因する倫理**である。本項では，看護師を規定する職業倫理と看護の専門性に起因する倫理について詳述する。

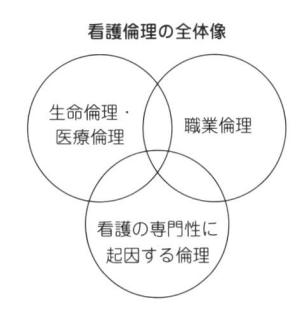

　倫理とは行為の基準となる普遍的な規範を意味する。つまり，看護倫理とは看護師が実践する看護行為の基準となる普遍的な規範と言える。看護行為の対象となる患者とその環境によって，看護師はさまざまなジレンマを抱えるが，解決までの道筋を照らすのが看護倫理である。

看護倫理の全体像（生命倫理・医療倫理／職業倫理／看護の専門性に起因する倫理）

資料

ナイチンゲール誓詞

　ナイチンゲール誓詞は，イギリスの看護師であり近代看護教育の母と呼ばれる，ナイチンゲール（1820〜1910）（→p.137）自身が作成したものではなく，1893年，米国デトロイトにあるハーパー病院ファランド看護学校の校長らが作成したものである。看護師にも医師の倫理を謳った**ヒポクラテスの誓い**（→p.143）のようなものを，との願いから生まれた。近代看護の発展に大きく寄与した彼女に敬意を表しその名を付けたことが由来であり，日本では第二次世界大戦後多くの看護学校にて看護師としての責任や使命を学ぶために看護基礎教育として用いられてきた。

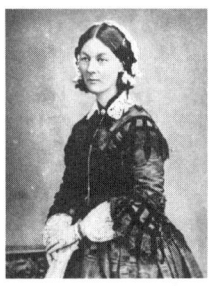

ナイチンゲール

2 職業倫理としての看護倫理

　20世紀前半,看護師は他者に尽くす慈愛に満ちた女性のイメージであった。その後,看護師が専門職としての社会的地位を獲得するため,職業倫理の始まりである専門職団体の結成に至った(資料参照)。アメリカの社会学者グリーンウッド(1910〜2004)は1957年,専門職の満たすべき要件として,1.体系的な理論,2.専門職的権威,3.社会的承認,4.倫理綱領,5.専門職的副次文化の5項目を挙げている。専門職が倫理規定を設立する目的として,専門職団体のメンバーの倫理的行動の啓蒙や感受性の向上,社会への貢献についてのメッセージ等を挙げている。これは,看護師の職能団体が専門職団体となるべく,国際看護師協会(ICN)の「看護師の規律(Code for Nurses)」承認へとつながっていく。この流れは日本看護協会(JNA)にも波及する。日本看護協会の倫理綱領はICNの倫理綱領を踏襲したもの(→p.145)となっており,前文と15の条文からなる。さらに15の条文には,それぞれ解説がつけられており,具体的な行動指針として用いることができる。倫理綱領は,社会に対して看護師の持つ責務の範囲を示すねらいがある。

　例として,日本看護協会の倫理綱領第1条では,人間としての尊厳および権利の尊重を述べている。その解説で看護師を取り巻く現在の問題(ex.医療費の高騰,資源の平等な配分)に触れ,いかなる場面においても患者の生命,人格,尊厳が守られることを判断及び行動の基本とし,自己決定を尊重し,そのための情報提供と決定の機会の保障に努めるとともに,常に温かな人間的配慮をもって対応するよう述べている。

資料

看護師の職業倫理に関連する出来事

1899年	国際看護師協会(ICN：International Council of Nurses)　設立
1911年	米国看護師協会　設立
1929年	日本に看護師協会　設立
1951年	日本の看護師協会が,現在の保健師・助産師・看護師を含む日本看護協会(JNA：Japanese Nursing Association)の形へ
1953年	ICN 「看護師の規律(Code for Nurses)」　承認
1988年	JNA 「看護師の倫理規定」　作成
2003年	JNA 「看護師の倫理規定」⇒「看護者の倫理綱領」へ改訂

③ 看護の専門性に起因する倫理

　看護倫理を構成する三つ目の倫理である看護の専門性に起因する倫理とは，どのようなものだろうか。これは，臨床現場で他の医療職では直面せず，看護師のみが直面する倫理的問題や，看護師独自の倫理観に関する事柄である。

　看護師のみが直面する倫理的問題の例としては，看護師の臨床現場でのその立場が挙げられる。看護師は医師の指示を受けて医療行為を行う職種であり，看護師自身には医師のように医療行為を全て自らの判断で行うことはできない（保健師助産師看護師法（以下：保助看法）第三十七条）。自らが行う行為の決定権を有しないという看護師の立場は，時として大きなジレンマを生むとの指摘がある。

　例えば，終末期医療をめぐり生命や尊厳に関する価値観が患者・家族・医療者の間で対立する場合に，看護師はどのように関わり意志決定の支援をしていくべきかというジレンマがある。その他にも，看護師の果たすべき責務と患者の権利が対立する場合や，病院や行政などの組織や体制から受ける制約によって患者の尊厳や健康が損なわれる場合などが含まれる。

　下記に看護実践の倫理的概念として社会的合意が得られているものとして，看護倫理学者の第一人者であるアメリカのサラ・T・フライの四つの概念を示す（資料参照）。この中で，特にケアリングは看護師独自の倫理感に関する中心的概念として多くの看護倫理学者が提唱している。一方，ケアやケアリングという言葉は時として看護という意味で使用されるが，その意味合いは多岐にわたり，論者によって定義が異なる。看護の専門性への探求は今もなお続いている。

資　料

看護実践の倫理的概念

アドボカシー	重要な理由によって能動的に支援すること，ある人の代わりに話すこと。看護師は患者の代理人として患者の基本的人権を考慮し，人間としての尊厳やプライバシー，患者の選択決定を守るために活躍する。
責務	職業倫理に関連する部分。ICNの倫理綱領では，健康の増進，疾病の予防，健康の回復，苦痛の緩和の四つが挙げられている。
協力	物事を獲得したり達成したりするために，他者と協調したり相互的に行動したり能動的に参加することを含む概念である。
ケアリング	JNAでは，①対象者との相互的な関係性，関わり合い，②対象者の尊厳を守り大切にしようとする看護職の理想・理念・倫理的態度，③気づかいや配慮，が看護職の援助行動に示され，対象者に伝わり，それが対象者にとって何らかの意味（安らかさ，癒し，内省の促し，成長発達，危険の回避，健康状態の改善等）をもつという意味合いが挙げられている。

spot 看護の専門性とは何か

　看護の専門性とは何かという問いの答えを求めて，多くの看護学研究者や教育者は模索をしてきた。その始まりは1960年代であり，この頃看護師の地位向上を目的とし，専門職としての看護師の確立を目指していた。その際，看護の専門性に関しての議論がなされたが，実証的な研究はあまりなく明確な定義を示すには至らなかった。

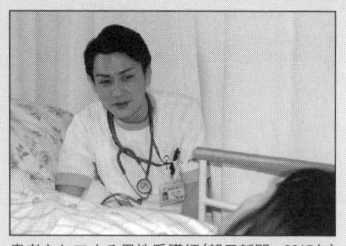

患者をケアする男性看護師(朝日新聞，2015年)
(愛知県・藤田保健衛生大学病院)

　保助看法では「看護師とは，厚生労働大臣の免許を受けて，傷病者若しくはじよく婦に対する療養上の世話又は診療の補助を行うことを業とする者をいう。」(第5条)と記載されている。看護の専門性の一つの側面として，看護とは傷病者若しくは褥婦(産婦)に対する療養上の世話と診療の補助が挙げられる。しかし看護師への社会的要請は拡大しており，看護の対象一つを見ても，**日本看護協会**の定める**看護者の倫理綱領**では「**あらゆる年代の個人，家族，集団，地域社会を対象とし**」とされている。さらに，同倫理綱領では「**健康の保持増進，疾病の予防，健康の回復，苦痛の緩和**」が看護の使命であると謳っており，保助看法の「療養上の世話又は診療の補助」は看護の最低限を定めたものと言える。

　このように看護の対象や使命一つをとっても，その内容は時代とともに変化を遂げており，今後も更に看護の役割が広がる可能性がある。看護の専門性とは何かという問いの答えは，時代の中，各人の中に存在しその都度に変わっていくものなのかもしれない。あわせて，看護の専門性に起因する倫理も時代とともに変化していく可能性がある。

　看護師には，患者の代理人として患者の権利を擁護するアドボケーター(代弁者)としての役割や，患者や家族，さらにさまざまな医療者の橋渡しとなるネゴシエーター(調整者)としての役割もある。良い意味での変化をもたらす立場が看護師に求められているのかもしれない。

論点
看護の専門性から生じる看護師独自の倫理とはどのようなものか考えてみよう。

参考文献
サラ・T・フライ『看護実践の倫理　倫理的意思決定のためのガイド　第3版』日本看護協会出版会　2014
ダニエル・F・チャンブリス『ケアの向こう側　看護職が直面する道徳的・倫理的矛盾』日本看護協会出版会　2014
吉田みつ子『看護倫理　見ているものが違うから起こること』医学書院　2015

20 ケアの倫理

key word キュアとケア　ケアの倫理　ケアリング　ナラティブ・エシックス　全人的医療

1 キュアとケア

「**キュア**」と「**ケア**」はともにラテン語のcura(クーラ)(→p.137)を語源とするが、今日では異なる意味合いで用いられている。辞書などで調べると「キュア」には「治療する」「治す」「治癒」、「ケア」は「世話する」「介護」「看護」という意味がある。この意味合いを持って、医師が患者の「キュア」を行い、看護師や介護士が患者を「ケア」するという対立的な用いられ方がなされることがあった。これは、20世紀前半の抗生物質の発見に代表されるように大きな科学技術の発展に伴い、医学が患者を「キュア」することに関心が集まったためである。科学的な診断や治療が重要視され、道徳的配慮の重要性が軽視される傾向にあった。

2 キュアからケアへ

「ケア」の重要性を初めて説いたのがアメリカのハーバード大学教授であった**フランシス・ウェルド・ピーボディ**(1881～1927)である。患者を一人の人間とみるのではなく疾患にばかり注目することによって、**没人格的な医療**が行われていると当時の医療を批判した。その上で、患者をケアする上で、情緒的生活が持つ重要性を主張した。

資料

ケアの定義

「ケア」の意味合いは多義的である。「ケア」とは何かに対する答えの一つとしてWHOによる緩和ケアの定義が参考となる。

「緩和ケアとは、生命を脅かす疾患による問題に直面している患者とその家族に対して、疾患の早期より痛み、身体的問題、心理社会的問題、スピリチュアルな問題に関して、きちんとした評価を行ない、それが障害とならないように予防したり、対処することで、クオリティ・オブ・ライフを改善するためのアプローチである。」〈WHO 2002〉 和訳は、厚生労働省HP　がん対策情報「緩和ケア」の資料より

こうした主張の背景には，医療界の劇的な変化が影響している。その一つが**疾病構造の変化**である。感染症が人々の死因の中心だった時代には，疾患の治癒が最上級の課題であり，結果的に「キュア」が重要視された。しかし，その科学技術の恩恵により感染症への脅威は徐々に薄まっていくことで，結果，人々の死因の主要な原因は慢性疾患に変化していった。治療よりも予防，あるいは病を抱えながら生きる人々へのケアに注目が集まることとなった。もう一つが**哲学・倫理学上**の理由である。

③ ケアの倫理

ケアの倫理は1970年代以降，哲学・倫理学の議論から生じた。ここではケアの倫理に関する代表的な3人の論者を紹介する。

まず1人目は，アメリカの発達心理学者である**キャロル・ギリガン**(1936〜)である。彼女は，師である**ローレンス・コールバーグ**(1927〜1987)の提唱する道徳の発達理論を批判し，著書『**もうひとつの声**』の中でケアの倫理を提唱した。子どもたちの道徳的発達段階を調べる中で，その当時主流であった普遍的・一般的な道徳原理(ex. 功利主義／義務論／四原則)とは別に，**人間同士のつながりを重視するケアの倫理と呼ばれる考え方**の存在を主張した(スポット欄にて，ギリガンが子どもたちの道徳的発達段階を調べるために用いた「ハインツのジレンマ」について紹介する)。

看護の世界では「ケア」とは看護師の行うすべての行為であるとも考えられており，看護の基礎となるものである。ケアの倫理の先駆的研究者の1人に，アメリカの**ミルトン・メイヤロフ**(1925〜1979)がいる。メイヤロフは，「**ケアリング**」についての体系化を図った。メイヤロフは「ケアリング」を，「最も深い意味において，他の人格の成長と自己実現を援助することであ

資料

ケアの倫理の発達段階

レベル1	個人的生存への志向	自分自身の生存のために自分自身に配慮する。
移行期1	利己主義から責任性へ	自己の欲求と，他者とのつながり―責任への志向との葛藤。
レベル2	自己犠牲としての善良さ	自己犠牲によって，葛藤を解決する。
移行期2	善良さから真実へ	他者と同様に自己に対しても責任を担うようになる。
レベル3	非暴力の道徳性	配慮と責任は自己と他者の両方に向けられる。傷つけないことが道徳的選択のガイド。

(キャロル・ギリガン『もうひとつの声　男女の道徳観のちがいと女性のアイデンティティ』)

る」と定義する。ケアする人は，ケアされる人を自分自身の延長として，また，独立した成長する要求を持っている1人の人として経験する。ケアする人は，される人の発展が自分の幸福と結びついていると感じる。ケアする人は，される人に必要とされていると感じ，献身的に応答する。ケアすることの例として，メイヤロフは子どもに対する両親のケア，学生に対する教師のケアなどを挙げている。

この「ケアリング」の概念はその後，アメリカの教育学者である**ネル・ノディングス**(1929～)によってさらに発展した。「ケアリング」の本質的要素はケアする人とされる人の関係にあるとし，相手の福利，保護，向上のために，相手を受容し，応え，関わりあうことであるとした。

さらに，ノディングスはケアリングを自然的なものと倫理的なものとに区別した。自然なケアリングは，自発的なケアしたいという感情より生じるものであり，例として子に対する母親のケアがある。一方，倫理的なケアリングは，自発的なケアしたいという感情が生じなくとも倫理的にケアしなければならない場合のケアリングをいう。

ケアの倫理は，前述のキュア偏重の没人格的医療と比較し，患者の心理的・社会的・霊的側面まで焦点をあてており，**全人的医療**(ホリスティック・メディスン)にも通じる。多面的なケアが結果として，患者の身体面でも良い影響をもたらすことが研究の結果として明らかとなってきている。

資料

ケアの倫理の発展

ケアの倫理は**人間同士のつながり**に着目するものであり，**誰も傷つけることのないようなジレンマの解消を目指す立場**である。これは，他の倫理理論や原則を否定するものではなく，別の視点が存在することを示しているにすぎない。ケアの倫理はその後，多くの研究者によってさまざまな概念が生み出されている。

ケアの倫理は，**ナラティブ・エシックス**(→p.137)や**看護倫理**とも親和性がある。ナラティブ・エシックスは，特定の事例の中でそのストーリーや関係性，道徳的価値などを詳細に吟味し，事例の個別性や文脈の解釈を試み，事例に対し感受性を備えたうえで，適切な倫理判断を下すことを特徴とするものである。日本看護協会では，この「ケアリング」を看護倫理の中心的概念であるとし，原理・原則に基づく正義の倫理と相補的で看護実践に必要不可欠なものとしている。

spot　　　　　　ハインツのジレンマとは

> 一人の女性ががんで死にかかっていた。命を救うための薬は高価で，夫のハインツは買うことができない。薬屋は値下げをしないと言っている。ハインツは妻の命を救うために盗んででも薬を手に入れるべきか。また，どうしてそう思うのか。
> （キャロル・ギリガン『もうひとつの声　男女の道徳観のちがいと女性のアイデンティティ』より）

この設定の中で，二人の少年・少女を登場させ，考えを述べさせている。

少年ジェイクは「人間の命はお金よりも尊いからハインツは盗むべきだよ。薬屋はあとでいくらでも儲けることができるかもしれないけど，ハインツは二度と奥さんを取り戻すことはできないよ。」と答える。一方，少女エイミーは「ハインツは盗んじゃいけないと思うわ。そのお金を人に借りるとか，ローンかなにかにするとか，もっと別の方法があるんじゃないかしら。でも，ハインツの奥さんも死なせてはいけないと思うし…薬を盗んだら，奥さんを助けることができるわよね。でも，もしそうしたらハインツは監獄に行かなければならないし，そうしたら奥さんの病状はもっと悪くなってしまうかもしれないわ。」と答える。

ギリガンは，ジェイクの意見を正義の倫理に基づく論理的で数学的な意見であるとし，エイミーはジェイクとは異なる視点で世界を見ていると主張した。ジェイクは，ハインツのジレンマを財産と生命との間の価値観の葛藤の問題であると捉えている。しかし，エイミーは，**人間関係の文脈の中で妻の生命の価値を考慮**しており，ジレンマの中にある問題は薬屋がハインツの要求に応えることをなおざりにしていることにあると考えている。

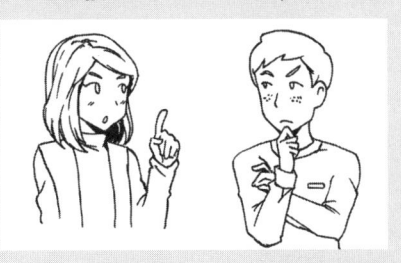

論点
ハインツのジレンマに対し，あなた自身はどのように答えるか考えてみよう。

参考文献
ミルトン・メイヤロフ　田村真・向野宣之訳『ケアの本質　生きることの意味』ゆみる出版　1987
キャロル・ギリガン　生田久美子・並木美智子共訳『もうひとつの声　男女の道徳観のちがいと女性のアイデンティティ』川島書店　1986（絶版）

21 動物愛護と倫理

key word 動物愛護　動物実験　功利主義　動物の福祉

1 日本での動物の扱われ方

　インドの独立の父ともされるガンディー(1869～1948)はかつて，動物の扱い方にその国の道徳性のレベルが表れると言ったが，私たちは動物をどのように扱っているだろうか。

　食用に供される動物を考えてみよう。現代の一般的な食事で牛・豚・鳥などの食肉を口にしないことは，ベジタリアンでもない限りあまりないだろう。そこで供される動物のなかには，いわば工場での生産過程ともいえる**工場畜産**(→p.138)で育てられている。たとえばブロイラーと呼ばれる養鶏の場合には，その多くは狭い場所で集団的に飼育され効率的に太らされる。安価な唐揚げなどは，こうした環境で育った鶏を使っていることが多い(2014年の農林水産省『畜産統計』「ブロイラー」羽数(同年2月1日調査)によれば，日本のブロイラー飼育数は1億3千5百万羽に及ぶ)。

　その一方で，私たちは愛玩動物である「カワイイ」ペットを食べようとはしない。牛肉や豚肉などは食べるのに，犬や猫を食べる気がしないのはなぜだろうか。カワイイからだろうか，それとも家族の一員だからだろうか。

　ペットショップでは子犬や子猫が棚に陳列され，ペット産業を支えているのは人気種を生み出す繁殖現場と競り市である。売り時を逃してしまった犬や猫の中には，殺処分されたり動物実験にまわされたりするものもいる。2013年度に飼い主から捨てられた犬や猫は

資料

動物の愛護及び管理に関する法律(動物愛護法・1973年制定)

第40条	動物を殺さなければならない場合には，できる限りその動物に苦痛を与えない方法によつてしなければならない。
第41条	動物を教育，試験研究又は生物学的製剤の製造の用その他の科学上の利用に供する場合には，科学上の利用の目的を達することができる範囲において，できる限り動物を供する方法に代わり得るものを利用すること，できる限りその利用に供される動物の数を少なくすること等により動物を適切に利用することに配慮するものとする。 2　動物を科学上の利用に供する場合には，その利用に必要な限度において，できる限りその動物に苦痛を与えない方法によつてしなければならない。

約3万7千頭とされ，殺処分された数はおよそ13万頭にのぼるという（資料参照）。なかには不妊・去勢手術を効果的に行い，殺処分ゼロを達成している自治体（東京都千代田区など）もある。

人間の役に立っている動物の例としては，盲導犬や介助犬などの補助犬があげられる。また，愛玩動物は高齢者や患者を癒やすケアの役割を担うこともある（厚生労働省によると，日本における補助犬の実働頭数は，2015年10月1日現在で，盲導犬984頭，介助犬74頭，聴導犬57頭となっている）。また，動物は実験に供されることがある。私たちが普段利用している化粧品や医薬品の開発，脳機能の解明などのために，日本ではマウスやモルモット，イヌ，ネコなどさまざまな動物が実験動物として販売されている。その数は，年に500万を越している（日本実験動物協会「実験動物の年間（平成25年度）総販売数調査」より）。

2 動物実験と倫理

人間の役に立つとはいえ，いわば人間の都合で，介助犬に育成したり，不妊手術や矯正手術などを行ったり，実験対象とすることは倫理的に正しいといえるだろうか。

動物実験を例に考えてみよう。ウサギの目に薬物を直接投与して，その刺激性を実験する**ドレーズ法**や致死量を調べる**LD50テスト**などの動物実験がある。日本においては，動物愛護法に条文はあるものの，具体的な規制にはいたっていない。EUでは，化粧品製造における動物実験を厳しく規制している。

動物に苦痛を与えないように配慮する取り組みは，その言葉の頭文字をとって3Rと呼ばれる。ヨーロッパを中心とした国々では1950年代から始まるようになった。

「**Reduction（削減）**」は動物実験を行なう必要がない場合はその数を減らすこと，「**Refinement（改善）**」はより苦痛のない方法にすること，「**Replacement（代替）**」は動物を使

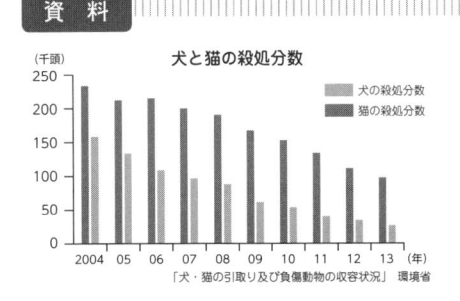

資料

犬と猫の殺処分数

殺処分では猫が8割近くを占める。殺処分は平日に行われるので，2013年では平日1日あたり500頭ほどの犬猫が処分されたことになる（もっとも，10年ほど前に比べれば殺処分数は5割以上減っている）。

「犬・猫の引取り及び負傷動物の収容状況」環境省

わない方法に変えていくことである。この3Rは主に研究者が主体となって推進された。

日本には前掲の資料にあるように動物愛護法があり，第41条にその考えが見られる。この**動物の福祉**を重視する立場は，動物が受ける苦痛を可能な限り取り除こうと考えるものである（動物虐待防止協会がイギリスで設立されたのは1824年である）。

これに対して，動物に人間と同じような権利を認める，**動物の権利**という立場がある。アメリカの哲学者トム・レーガンは「生の主体」として哺乳動物を，人間と同様に尊重すべき権利主体と捉えた。動物の権利運動は1970年代後半から欧米で盛り上がり，動物実験全廃を掲げた運動が行われた。なかには，研究所から動物を解放しようと実力行使を行った団体もあった（「動物の倫理的扱いを支持する人々」PETAなど）。

このような運動を盛り上げる契機となった本が，シンガーの『動物の解放』（1975年）である。彼は著書の中で，工場畜産や動物実験における動物への残虐な処遇を問題視した。人間と種が異なるというだけで動物に残虐なことをしても許されると考えるのは**種差別**であり，かつて黒人が白人とは種が異なるとされ，人権を認められなかった人種差別と同じではないかと批判した。ただしシンガーは，動物を権利主体と見做す「動物の権利」論者ではない。彼は動物への道徳的な配慮としての「動物の解放」を主張している。

動物の解放などの考えには，人間と動物の間に簡単には線引きができないという認識がある。シンガーが依拠する功利主義を打ち出した18世紀イギリスの哲学者ジェレミー・ベンサムは道徳的な配慮の規準を，苦痛を感じられるかどうかに求めた。ただしベンサムは人間と動物の違いとして，将来予測＝期待ができるかどうかも挙げている。人間と同様に動物も苦痛を感じる。そうであるなら，動物にも人間と同様に，自由な社会で重要なルールの一つである他人に危害を加えないという**他者危害原理**を当てはめるべきではないかと考えたのである。欧米での動物愛護の議論の基礎には，以上のような哲学的考察がある。

資料

ジェレミー・ベンサム『道徳と立法の諸原理序説』

「脚の本数や，皮膚が軟毛で覆われていることや，仙骨の末端(尾)があるという理由だけで，感覚を備えた存在を同様の目(何の償いもなしに気まぐれに苦しめること)にあわせてよいことにはならない時代が来るであろう。(中略)。問題は動物が理性的に推論できるかどうかや言葉を使えるかどうかではなく，苦痛を感じることができるかどうかなのである」。

『世界の名著　ベンサム，ミル』山下重一訳　中央公論社　1979年に抄訳

spot 功利主義の問題点と環境エンリッチメント

　動物愛護を考える場合，動物の解放を支持する功利主義は望ましい議論のようにも思われるが，2点ほど厄介な原理的問題がある。その一つは，功利主義は社会の人々が受ける苦痛と快楽の総体を比較して何が正しいかを決めるので，ある事柄が動物実験によってしか利益をもたらさないとすれば，動物実験を正当化する可能性がある点である。

　また二つめとして補助犬などの育成にはお金がかかることがあげられる（日本介助犬福祉協会によると，介助犬1頭あたりの育成費用は約300万円以上という）。盲導犬では連れて歩く視覚障がい者自身も訓練を受けなければならない。前述のシンガーによると，1頭の盲導犬育成費用で，途上国の治療可能な目の疾病を持つ人々何百人かを救えるという。しかし家族など愛する人に目の不自由な人がいたとしたら，私たちはその治療や盲導犬にかかる費用を出さずに，途上国で生活に困っている人に寄付するだろうか。功利主義が直観的な判断と齟齬を来す事例といえる。さらに人間の権利と動物の権利が衝突する場合，人間の権利が優先される。これは動物の権利を主張する者も同様である。その意味で動物の権利論も人間中心主義を免れない。またどの動物まで配慮すべきなのか，なぜ配慮すべきなのかについて，未だ議論は紛糾している。

　このように見てくると，現実的な処方箋としては，動物にさまざまな苦痛を与えることを減らしていこうとする動物の福祉の考え方が重要となる。動物の権利論者も，それを倫理的に正しいとは考えないだろうが，受け入れるだろう。それぞれの動物が本来持っている生活パターンや環境を提供し，その福祉を充実させることを**環境エンリッチメント**と言い（→p.138），そのような対応が望ましいものと考えられている。

　ところで，なぜ動物の福祉に配慮しなければならないのだろうか。これには大きく3つの考え方がある。①「悦楽説・選好充足説」は動物が受ける苦痛や選好に着目して，動物が苦痛を感じる存在であるから配慮すべきであるとする。②「機能充足説」は動物が適切な栄養状態にあるか，病気になっていないかという点からその福祉に配慮する。③「本性説」は動物の本性＝野生のあり方に基づいて，その福祉に配慮しようとするものである。

論点

動物の福祉と動物の権利という2つの立場についてより深く考えてみよう。

参考文献

伊勢田哲治『動物からの倫理学入門』名古屋大学出版会　2008
ピーター・シンガー　戸田清訳『動物の解放　改訂版』人文書院　2011

22 セクシュアリティと性の多様性

key word セクシュアリティ　セックス・ジェンダー　性分化疾患　LGBT

1 セクシュアリティ

　人間もまた生物学的な雌雄を持ち，有性生殖を行う。しかし，現実の人間の性に関わる認識と行動は，身体的な性差(**性分化**)，自己の性の理解(**性自認**)，性的な興味関心(**性的指向**)などの要素がからんで，他の動物の性行動とは異なる複雑で微妙なものを持っている。このような人間の性に関するさまざまなあらわれを表現するために**セクシュアリティ**という概念が用いられる。

2 生物学的性(セックス)とは

　人間の生物学上の性別は一対の性染色体で決まる。しかし，染色体の異常や性ホルモンの分泌によっては性分化が通常通りには行われず，性別が不明瞭になる場合がある。これを**性分化疾患**という。人間の性別は，ふつう出生時の外性器の形態で医師や助産師が判断するが，性別の判断が難しいときには，医師や保護者がどちらかの性を選択して治療を行うことが多い。しかし，成長とともに精神的にも身体的にも違和感や疎外感を感じ，心身

資料

性分化疾患～この世には男と女しかいない？

　人間の性別を決定するのは一対の性染色体である。胎児ははじめ女性として成長し，性染色体がXXであればそのまま卵巣を作り，女性ホルモンが分泌されて女性化が進むが，XYであれば精巣を形成し，精巣から分泌される男性ホルモンによって男性化してゆく。しかし，実際にはX染色体1本だけのXO(ターナー症候群)や，X染色体が過剰なXXY，XXXY(クラインフェルター症候群)，また1人の細胞にXO，XY，XXYが混在している場合などもある。男女の違いは，その性ホルモン分泌の微妙な違いで現れるが，男女間に厳然とした区分線は引けないのである。

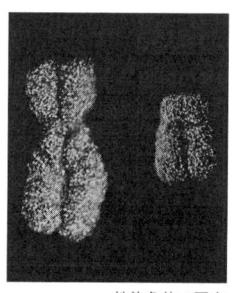

性染色体の写真

の変調を覚えて深刻な問題にいたる人は少なくない。男女の身体的性差には多様な中間的な状態があり，厳密な男女の区分線は引けない。しかし社会は男と女の2分法で構築されているため，性分化疾患の人々はその狭間で苦しむことになる。性分化疾患は約2000人～4500人に1人の割合で出現するといわれている。

3 ジェンダーとは

　私たちは日頃，自分を男あるいは女として自覚し，それぞれ「男らしさ」「女らしさ」を意識し，性役割を意識しながら生きている。しかし，その性役割の内容は社会によって多様であり，また同じ社会でも歴史とともに変化している。私たちが日頃なじんでいる男女の性差，「男らしさ」「女らしさ」とは，生物学的な性（**セックス**）に基づくものではなく，その社会や文化が設定した「性」の規範や制度である。この社会的・文化的に形成された性差を「**ジェンダー**」と呼ぶ。私たちは生物学的性（セックス）に基づいて男であり女であるばかりでなく，社会的・文化的性（ジェンダー）に基づいて，男となり，女となる。

4 性自認とは

　私たちは，誕生とともに性別が定められ，男／女として育てられる。そして，幼児もほぼ2歳までには，自己の性自認（ジェンダー・アイデンティティ）を持つといわれる。
　ところが，何らかの原因や条件によって，この性自認が自己の身体上の性（セックス）と

資料

性的少数者（セクシュアル・マイノリティ）～LGBTとは何か？
　人間のセクシュアリティは多様であり，性的少数者も，それぞれ多様なセクシュアリティのありかたのひとつであり，処罰されたり，治療の対象となるものではない。しかし，それでも性的少数者に対する偏見や差別がなくなったわけではない。そこで，性的少数者たちが自ら**LGBT**（Lesbian Gay Bisexual Transgender）（→p.138）という呼称を用い，性の多様性を象徴するレインボー色の旗を掲げて，性的少数者の認知と権利の擁護を訴えて声をあげ，行動を起こすようになった。

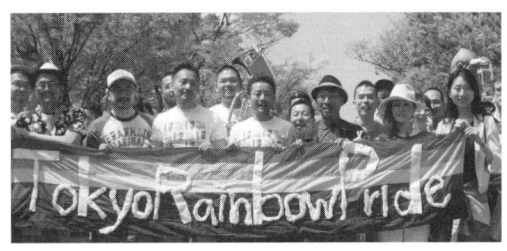

写真提供：東京レインボープライド

一致しないことがある。

　このような不一致がなぜ起こるのかについては，まだはっきりとはわかっていないが，本人は心の中の性と現実の身体の性のギャップに直面し，自己の身体への激しい嫌悪と精神的苦痛にさいなまれる。このような疾患を「**性同一性障害**」と呼ぶ。

　性同一性障害の治療としては精神療法やホルモン投与などが行われる。また，異装(異なった性の服装をする)〔トランスヴェスタイト〕で精神の安定を取り戻せる人もあるが，症状がより深刻な場合には，身体上の性を心の中の性に合わせるための性転換手術が行われる。日本でも1996年以降，医療行為としての性転換手術が認可され，実施されるようになった。また，2004年から性同一性障害をかかえる人々が，一定の法律的要件を満たせば，戸籍の性別を自己の性自認にあわせて変えることも可能になった。

5　性的指向とは

　性的指向(セクシュアル＝オリエンテーション)とは，その人の性的関心(恋愛や性愛)が誰に向けられるかということである。それが異性に向けられれば**異性愛**〔ヘテロセクシュアリティ〕，同性に向かえば**同性愛**〔ホモセクシュアリティ〕(→p.138)である。かつては，異性愛以外の性的指向は異常なものとされることが多かった。しかし，世界保健機構は1993年5月17日「同性愛はいかなる意味でも治療の対象とはならない」と表明し，同性愛は異常なセクシュアリティではないとしている。なお，性的指向は異性愛・同性愛だけではなく，それが男女両性に向かう**両性愛**〔バイセクシュアリティ〕や，あらゆる人が性愛の対象となる**全性愛**〔パンセクシュアリティ〕，また性的指向がだれにも向かわない**無性愛**〔アセクシュアリティ〕もある。

資料

渋谷区の「同性パートナーシップ条例」

　2015年，東京都渋谷区で同性カップルに法的な保護を与える「渋谷区男女平等及び多様性を尊重する社会を推進する条例」が制定された。この条例で「パートナーシップ証明」を受けた同性カップルは，①区内の区営・区民住宅への入居，②区内の医療機関での患者との面会や医療措置における同意，③区内の職場での家族手当・慶弔休暇などについて，家族・夫婦と同様の扱いを受けることができる。今回の条例の制定は，法的な強制力や実効性などに課題を残しているが，性的少数者の権利擁護という点では大きな意義がある。

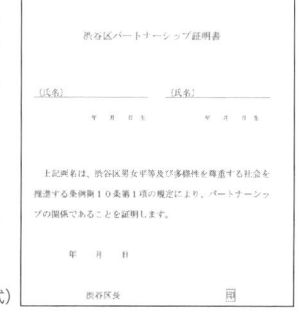

渋谷区パートナーシップ証明書(様式)

spot　セクシュアリティと近代社会

　私たちにとって，性に関する問題は一方で隠されながら，もう一方では異様に興味をかき立てられる話題でもある。このようなセクシュアリティに対する矛盾した態度は，近代社会では，セクシュアリティが人々の自我同一性(アイデンティティ)の根幹とみなされ，その人間の本質を規定するものと見られているからである。

　近代社会におけるセクシュアリティについて，フランスの哲学者フーコーが鋭い考察を行っている。(『性の歴史Ⅰ』)(→p.104) フーコーは，これまで西欧近代社会では，性の問題は抑圧されてきたと見られているが，本当のところはむしろ性の告白が強制されてきたという。つまり，人々は自己のセクシュアリティを告白することを通じて，「私の私的な性が，実は隠された私の真実である」ということを自覚するのである。そしてフーコーは，セクシュアリティが一人の人間存在の本質を表現し，規定しているかのような思考の枠組み，セクシュアリティが特権的な地位を持つというような思考こそ，近代社会における「性の装置」に他ならないと述べている。

　フーコーによれば，近代社会は一夫一妻制という「正常」な夫婦制度に基づく「健全な家族」の周囲に
①女性の身体の抑圧と管理
②子どもの性の管理(自慰の禁止)
③生殖行為の管理(産児奨励or産児制限)
④性的倒錯者に対する精神医学による管理
という4つのルールを立て，「性の管理」を実現したという。こうして私たちのセクシュアリティは人々を管理する「装置」としての機能を持つようになった。人々は性への欲望を際限なくかきたてられながら，それによって，権力関係の中に絡めとられていくのである。

論点
人間にとって性(セックス，ジェンダー)とはどのような意味を持っているのだろうか。性の規範性と多様性の観点から考えてみよう。

参考文献
薬師実芳・古堂達也・小川奈津己・笹原千奈未『LGBTってなんだろう？— からだの性・こころの性・好きになる性』合同出版　2014
毎日新聞「境界を生きる」取材班『境界を生きる　性と生のはざまで』毎日新聞社　2013
ミシェル・フーコー　渡辺守章訳『性の歴史Ⅰ　知への意志』新潮社　1986

23 東洋の生命観と医療

key word イノチ・タマ・タマシヒ　魂魄　輪廻　アートマン

1 日本の生命観 ― イノチ・タマ・タマシヒ

　自然の季節の移り変わりなど自然が動き，変化，変容してゆくのを見て，そこに生気を感じ，風も雨も雲も，自然のあらゆるものに生気が宿っているとする自然観を**アニミズム**(→p.139)という。特に温帯モンスーン気候のもとで降水量が多く，季節の変化にも富んだ日本列島は，その一方で風水害や地震，火山噴火など，自然災害に見舞われることも多い。このような風土に生きてきた人々は，自然のなかに人知を超えたものの存在を強く感じ，それらを**チ**(水霊，山霊，雷)，**ミ**(月神，山神，海神)などと呼んで畏れた。日本の文化や日本人の思考には，今もアニミズム的な要素が色濃く残っているといわれる。

　日本では生命を**イノチ**という。そして，このイノチにタマが宿ることにより，私たちは健やかに生きる。また，タマが衰退し，やがて身体から離脱するとイノチは失われる。そしてこのタマによって付与される霊力を，私たちは**タマシヒ**(たましい)と呼んだのである。

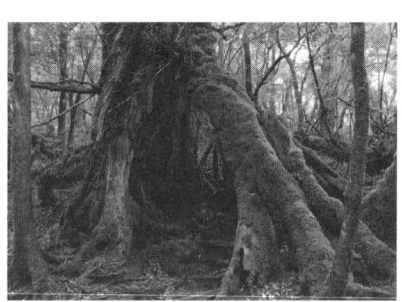

鹿児島県の屋久島には，樹齢数千年ともいわれる杉がある。

資料

イノチとタマ(→p.139)

　イノチの語源については諸説あるが，イノチのイをイキ(息)とし，気息の持続(生内，息内，息続，息道など)や，それにまつわる霊的な力(息力，息霊，生霊)とする見解が多い。そのイノチあるものに外から憑き，宿るものが**タマ**である。タマはあらゆるものに憑くが，民俗学者の折口信夫によれば，またタマのよりすぐれたものが**カミ**であると考えられる。イノチは身体の呼吸と結びついて身体とともにあり，呼吸が止まると消える。すなわちイノチが失われるのであるが，そのときタマは身体から遊離していくと考えられている。(→p.139)

② 中国の生命観 ― 魂魄(こんぱく)

　中国では，**天帝**(**上帝**)が天地(乾坤)の万物を生み出したと考えられた。人間もまた天の末裔であった。そして，この天地は，万物を整えそれに秩序を与える**理**と，万物を形成する物質＝エネルギーとしての**気**によって成り立っている。さらに，この**気**の静的部分を**陰**，動的部分を**陽**とし，この陰・陽の消長に応じて季節は巡り，自然は変動する。しかし，陰と陽は対極にありながら補い合っているのであり，この陰陽が統合された姿が宇宙の始原としての**太極**である。

　中国では，天地におけるあらゆる生命の営みは気の現れであると考えられた。人間の精神的な生命力は陽気の霊として**魂**がつかさどり，人間の身体的な生命力は陰気の霊として**魄**がつかさどる。そして人が死ぬとき，気は離散し，それとともに魂魄も離散する。このとき魂は天上にあがって神となり，魄は地上にとどまり鬼となると信じられた。(「魂気は天に帰し，形魄は地に帰す」『礼記』郊特性編)しかし，もし体内に魂魄を保持し続けることができれば，生命は永遠に維持できるとして，中国ではさまざまな「**仙術**」が伝えられ，「**道教**」の教えが説かれた。

　また，中国では人間の病気は**陰陽**の気の乱れによって生じると考えられ，**中国医学**はそのような観念をもとに発達した。

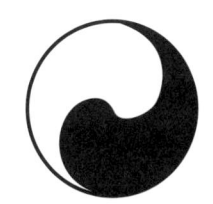

原始太極図

資　料

中国医学 ― 経絡，陰陽の医学

　中国医学では，人体には手足から延びて全身の臓腑を結ぶ陰陽12本，計24本の経脈(**経絡**)が通り，この経脈を陰・陽ともなう気と血が循環しているが，この経脈の機能の乱れが臓腑に影響を与え，病気を発症する，とする。その治療は，まず障害が起きている経脈を探り当て，その経穴に**鍼**，**灸**などで刺激を与えて体内の陰陽を整え，経脈の機能を回復させることになる。中国医学の特色は，投薬(漢方医学)と鍼灸治療(鍼灸医学)にある。この**経絡**と総称される循環系は，現在でも鍼灸治療には不可欠の概念である。

　中国医学は，今でも，中国や日本などで医療の領域において一定の地位を得ている，

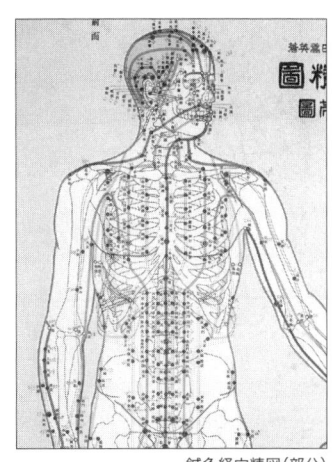

鍼灸経穴精図(部分)

③ インドの生命観 ― 輪廻する霊魂

　古代インドでは，前二千年期にアーリア人がインドに進出し，やがて複雑な祭祀をともなうバラモン教が成立した。その最古の聖典『リグ・ヴェーダ』では，生理的な生命としての**アス**と，人の思考・認識や情意作用を意味する**マナス**が語られているが，『アタルヴァ・ヴェーダ』では，呼吸を意味する**プラーナ**が人間個々の生命の本質とされ，さらにウパニシャッド哲学では，宇宙の根本原理**ブラフマン（梵）**と対比して，自己存在の根本主体を**アートマン（我）**としている。アートマンも本来「気息」「呼吸」を意味し，そこから「生あるもの」の根底にある生気，そして自己に内在する霊魂や自我を指すものとなった。

　インドでは，霊魂が永遠に転生をくり返す**輪廻**が深く信じられてきた。また次の世は前世の**行為（カルマ）**によって定まるという因果応報説も信じられ，人々はよりよい来世を願って神々を祀った。しかし，ウパニシャッド哲学では，よりよい来世より，二度と再生のない永遠の存在になること，すなわち**解脱**することをめざすとされ，**ブラフマンとアートマンの同質（梵我一如）**が説かれるようになった。これを真に体得できたとき，アートマンはブラフマンの世界に導かれ，輪廻から脱するのである。

　しかし，前5世紀にあらわれた仏教は，すべての現象は変化する（**諸行無常**），すべての存在は因果関係・相互依存関係（**縁起**）のなかにあり，不変の実体であるアートマンは存在しない（**諸法無我**）とする。仏陀（ゴータマ・シッダッタ）は，人の死後について明言しなかったが，永遠不変の自我が存在すると信じ，それに執着することが，あらゆる苦悩の原因となる「迷い」であるとして，これを否定した。

資　料

インド医学～アーユルヴェーダ

　前1000年頃，アーリア人がガンジス河下流域に進出し，先住のドラビダ人たちと融合した時期に『**アーユルヴェーダ**』がまとめられた。アーユルとは寿命，ヴェーダは知識を意味し，「生命の知識」という意味である。『**アーユルヴェーダ**』は単に病気を治すだけでなく，生命にとって有益なこと，幸福な人生の実現をめざす知識の集積であった。

　アーユルヴェーダの基礎理論は，空と風の元素からなる「風（ヴァータ）」，火と水の元素からなる「胆汁（ピッタ）」，水と地の元素からなる「粘液（カパ）」の3体液が人体を循環するという「三体液説（トリ・ドーシャ）」である。そして風の不均衡は呼吸器や精神・神経疾患，循環器障害を，胆汁の不均衡は消化器系疾患，肝臓，鍛造肝・胆臓・膵臓疾患，皮膚病を，そして粘液の不均衡は気管支疾患，糖尿病や肥満，関節炎，アレルギー症状をもたらす。治療法としては，病因要素を排泄，浄化する排出療法と，体液のバランスを食事や薬などにより元に戻す緩和療法がある。

spot　日本の生命・霊魂論〜タマとその行方

　かつて乳幼児の死亡率は高く，そのイノチは危ういものであった。成人するまでの通過儀礼は，イノチにやどる不安定なタマを安定させるためのものであった。そして成人式（あるいは結婚式）を迎えてタマは安定し，社会の一員としての活動を開始する。その後，厄年（33歳，42歳），還暦などを経て，しだいにタマは衰退し，やがて死を迎える。そこでイノチは失われるが，タマは身体から離脱し，祖霊となって他界に赴く。他界は天上や地下に，またはるか海のかなたにあるとされたが，民俗学者柳田国男は，もともと日本では他界は現世の近くにあると信じられていて，死者の祖霊はたえず私たちを見守り，お盆や正月などには血縁者のもとに戻ってくるものであったという。

　成年までの通過儀礼がタマを安定化させる過程であるのに対して，年忌の祀りはタマの浄化をはかる過程である。そして33回忌（あるいは50回忌）の弔い上げによって，個々のタマは浄化され，その名も個性も失い，「祖霊」そのものとなる。そして，その祖霊の一部はやがて子孫の身体に入って「生まれ変わり」となるのである。

　この霊魂の円環から外れた生霊や死霊，動物霊などが人に宿ると，病を発症させたり，禍をもたらす物怪(もののけ)となると信じられた。また悲運のうちに死んだ人のタマは怨霊となり，天変地異や疫病をもたらすといわれ，それを鎮めるために，その怨霊を御霊(ごりょう)(みたま)として祀ることも行われた。

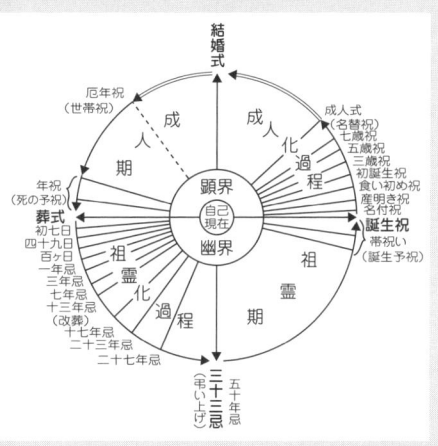

坪井洋文の生死観図式

論点

日本，中国，インドなどではそれぞれ，いのちとはどのようなものであると考えられていたのだろうか。

参考文献

牧田茂『神と祭りと日本人』講談社現代新書　講談社　1972
高田真治訳註『易経』岩波文庫　岩波書店　1959
服部正明『古代インドの神秘主義思想』講談社現代新書　講談社　2005
柳田国男『先祖の話』筑摩書房　1975

24 西洋の生命観と医療

key word　プシュケー・アニマ・プネウマ　目的論的自然観　機械論的自然観

1 自然哲学～プシュケーの存在

　自然や自然現象の背後に生命力をもつ何ものか（アニマ）を見い出すアニミズムや、それを神々の物語として説明する神話的な世界観が支配的であった中、前6世紀、ギリシアのイオニア地方では、自然世界を理性にもとづいて理解しようとする自然哲学が生まれた。そのはじめとされるイオニア自然哲学の始祖**タレス**（前624頃～前546頃）は、万物の始まり（**原初物質**（アルケー））は水であり、その水に生命力が宿っているとした。また、続く**アナクシメネス**（前585～前528）は大気こそ原初物質（アルケー）であり、生物は呼吸して大気から生命力を得ていると考えた。一方、**ピタゴラス**（前582～前496）とその一派の人々は、この世界は数（数比）によって調和しており、その数そのものに自然を動かす力は秘められているとした。また彼らは、生命の本質を**魂**（プシュケー）であるとし、魂の不滅と輪廻を信じた。そして、魂は人間にも動物にも転生しうると信じていた彼らは、親子兄弟が相食むことを避けるために、厳格な菜食主義を実践したという。

　これに対して、**デモクリトス**（前460～前370）は、万物の生成消滅を微小な**原子**（アトム）の集合離散の運動として理解し、生き物を構成している原子が離散すれば、**魂**（プシュケー）もまた消滅するとした。生命現象について、それを非物質的な何ものかの働きであると考えるものを**生気論**といい、生命現象を物質的な原理に還元して考えるものを**機械論**というが、すでに古代ギリシアの自然哲学の中にそれらの思想を見ることができる。

資料

古代ギリシアの医学～ヒポクラテス

　古代ギリシアでは自然哲学と同時代に、病気を自然的原因によるものと考えて診察、治療する人々がいた。その代表的人物が**ヒポクラテス**（前460頃～前370頃）である。彼は冷静な観察にもとづいて診察を行い、予後を判断し、薬を多用せず、人体の自然治癒力を重視する治療をした。また、彼は病気の原因を血液、粘液、黄胆汁、黒胆汁という4体液の不調和に求めたが、この**体液病理説**は長らく西洋医学の有力な病理学説となった。また彼の「**ヒポクラテスの誓い**」（←p.76, →p.143）は、今日でも「**医療の倫理**」の模範とされている。

ヒポクラテス

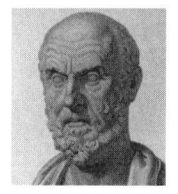

2 プラトン，アリストテレスの生命観（プシュケー）

　プラトン（前427～前347）は真の実在であるイデア界と仮象の現象界という二元論的世界観に立って，人間を肉体と**魂**（プシュケー）に分け，肉体は現象界にある可死的な存在であるが，本来イデア界に属する魂は不可死で不滅の存在であるとし，魂の消滅を説いたデモクリトスを厳しく批判した。プラトンによればイデア界の理想を知り，時を超えて不死である魂は，身体の死後も身体から離れて存在し転生するものであった。またプラトンは魂に理性・意志・欲望の働きを認めたが，このうち理性は頭部に，意志は頸から横隔膜の間の胸部に，欲望をその下の腹部にそれぞれ宿っているとした。

　プラトンの後に活躍した**アリストテレス**（前384～前322）は，プラトンの二元論を批判し，あらゆる実体は**質料**（ヒュレー）（素材そのもの）と**形相**（エイドス）（形そのもの）を内在しており，形相は質料の目的（テロス）であり，万物は目的に向かって運動しているとした。この**目的論的自然観**（→p.139）は，長らく西洋における支配的な自然観となった。

　また，アリストテレスは「魂（プシュケー）は可能的に生命を持つ自然的物体の第一の現実態である」として，魂がすべての生物の生命原理であるとし，その魂を栄養部分・感覚部分・思考部分に分けたうえで，植物の魂はその栄養的部分のみを，動物の魂は栄養的部分・感覚的部分を，そして人間の魂だけが栄養部分・感覚部分・思考部分を持つとした。ただアリストテレスは，これら魂には段階的な相違はあっても本質的な違いはなく，「自然界は無生物から動物に至るまでわずかずつ移り変わる」とし，生物と無生物の間に絶対的な境界を認めなかった。

資料

古代西洋医学の集大成〜ガレノス

　2世紀，ローマ時代の医家**ガレノス**（129頃～200頃）は，人間の生命原理を**精気**（プネウマ）（霊）とした。そして血液は肝臓で栄養と「**自然の精気**（プネウマ）」を受け取り，心臓で「**生命の精気**」を受け取り，さらに脳に達して「**心の精気**」を受け取り，それが人間の生命力として全身に運ばれるとした。ガレノスの治療は，人間の自然治癒力を重視しながらも，植物性生薬を用い，瀉血（体外に有害物を排出し，体液の調整を図るために，血液を急速に採る）を多用するものだった。ガレノスの医術はヒポクラテスの体液病理説を受け継ぎ，アリストテレスの自然学をふまえた古代西洋医学の集大成であり，17世紀まで，西洋医学における根本理論（グランドセオリー）であった。

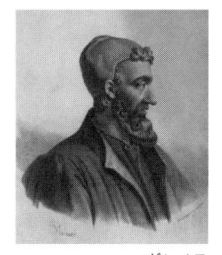

ガレノス

3 ユダヤ教・キリスト教の生命観

　ユダヤ教の聖書の『創世記』では、神ヤハウェは大地の塵で人を形づくり、その鼻に「いのちの息」を吹き入れて、生けるものとなったという。人間は神によって「いのちの息」を吹きかけられて生命を得たとする考えは、自然の万物に生命が宿っているとするアニミズム的な生命観とは異なるユダヤ・キリスト教の生命観の特徴である。キリスト教では、神から「いのちの息」を吹き込まれた人間に魂は宿るが、他の生き物に魂は宿っていないとされる。

　しかし、人間は神から魂を与えられながら、その身体は**原罪**によって罪悪にまみれた存在でもある。神とつながる魂と、原罪を背負った肉体を持つというところに、キリスト教の人間観、生命観の特徴をみることができる。

4 機械論的自然観へ、デカルトの物心二元論

　17世紀、**デカルト**(1596〜1650)は、「われおもう、ゆえにわれあり」(Cogit ergo sum)という確信から、この世界に、思考することによって存在が証明される**精神**と、延長として空間を占拠する**物質**の存在を認めた。このデカルトの**物心二元論（心身二元論）**は、物質世界から霊的、生気的な要素を一掃した**機械論的自然観**（→p.139）への道を開いた。デカルトは人間の身体を「心臓を一種の熱機関とするきわめて精巧な自動機械」であると考えていたのである。

　ただ、現実には人間の精神と身体の間には明らかに相互作用があるので、精神と身体はどこでどのように関わり合っているのかという問いが残り、デカルトは生気論から完全に離れることはできなかった。

資料

2つの「人間機械論」

　デカルトは精神と物質を異なった原理のもとで存在するものとしたため、人間の心と身体の結びつきについて〈心身問題〉という哲学上の問題が残された。しかし、18世紀、ラ・メトリーはより徹底した唯物論の立場から『人間機械論』を発表し、人間は精神も含めて完全に機械であるとする議論を展開した。ただ、当時は機械といっても機械時計程度のものだったので、非現実的な空想の域を出なかった。

　20世紀になり、1947年生物や機械における通信、制御、情報処理の問題を統一的に取り扱うサイバネティクス理論を展開したアメリカの数学者ウィーナー(1894〜1964)が同じく『人間機械論』を発表した。近年の大脳生理学は、感覚、知覚、感情などについての生理的なしくみや、記憶や計算などの機能も脳の情報処理のメカニズムとして解明しつつあり、人間の機械論的解釈はより現実味あるものになってきた。

spot 近代西洋医学の成功と課題

　中世の西洋医学は，ローマ時代の医学者ガレノスとアラビア医学（ユナニ医学）の影響下にあった。しかし，ルネサンス以降，人体解剖とその詳細な観察が行われるようになると，16世紀にはベルギーの解剖学者ヴェサリウス（1514〜64）が，ガレノスの学説の誤りを指摘し，17世紀にはイギリスの解剖学者ハーヴェー（1578〜1657）が，血液が体内を循環していることを発見した。

　17世紀にはガリレオ（1564〜1642）やデカルトにはじまる「科学革命」の波の中で，それまでの生気論に代わって機械論的自然観が台頭すると，医学の世界にも生命現象を物理学の視点から解明しようとする**医物理派**や，化学における成果を医学に応用して生命現象に迫ろうとする**医化学派**があらわれた。

　18世紀には，当時の自然科学の，観察と分類を重視する潮流にのって，病気の症状を詳細に分類し体系化する「**分類学的医学**」（→p.104）が興隆した。やがて18世紀末以降，フランスでは革命後による混乱と緊急の医師養成に迫られて，研究・教育・治療をともに行う施療院が開かれ，患者の詳細な臨床観察と病理解剖を特徴とする「**病院医学**（ホスピタルメディシン）」が始まる。しかし，治療技術はまだ稚拙なものでしかなかった。

　19世紀には細菌学者である**パストゥール**（フランス・1822〜1895）や**コッホ**（ドイツ・1843〜1910）らによって感染症には特定の微生物が関わっていることが明らかにされ（**特異的病因説**），感染症の病原菌の発見が相次いだ。また麻酔や薬の開発，消毒の徹底，安全な輸血が可能になったことにより，外科手術治療の可能性も大きく広がった。

　20世紀には抗生物質（抗菌薬）が開発されて感染症治療に大きな力を発揮する一方，DNAの発見とその解析は新しい医学の可能性を広げ，さらに「移植治療」や「再生治療」も一挙に現実化してきた。こうして近代科学と手をたずさえて西洋医学は輝かしい成果を上げてきたが，一方で「医療倫理」「生命倫理」に関する，重い課題に向き合わなければならなくなってきたのである。

論点
西洋の古代から近代まで，「いのち」に向けられたまなざしはどのようなものだろうか。

参考文献
梶田昭『医学の歴史』講談社学術文庫　講談社　2003
末廣謙『医療の歴史』二瓶社　2014

25 近代医学へのまなざし

key word 分類学的医学　医原病　特異的病因説

1 臨床医学のまなざし — フーコー

　18世紀末まで，病気は身体全体で罹るものであった。医師はまず，患者の病状から患者が罹っている病気の「種」を探り当てようとした。当時の**分類学的医学**では，病気はその症状によって科，属，種と階層別に分類されており，医師は病人にあらわれる症状，兆候から，そこに潜んでいる病気の種を読み取り，種を確定してから病人の治療にあたった。

　しかし，18世紀末，フランスでは，革命によって医療体制や医師養成制度が混乱するなか，緊急に大量の医師を養成する必要に迫られた。そこで，医学研究と医師養成，そして病気治療の機能を併せ持つ臨床施設の「施療院」が作られ，経験浅い医師たちはそこで眼前の患者が示す病理現象をひたすら観察し，それを言語で表現することに専念した。そして，表面的な観察では把握しきれない病気の真実の姿を知るために，死後の**病理解剖**が積極的に行われるようになった。

　フランスの哲学者フーコー(1926〜1984)によれば，ここで病気と病人に向けたまなざしは決定的に変

資料

分類学的医学（種の医学）

　病院が巡礼者や貧しい人々の収容施設から病人の医療施設としての機能を持つようになると，多数の病人に表れる多様多彩な症状を観察，分類し，症状による病気の系統的分類表が作られた。動植物の分類で有名なリンネ(1707〜1778)は，有熱病・無熱病の２綱から11目325種の病気を分類し，ボアシェ(1706〜1767)は10綱44目315種2400亜種の病気を分類したという。観察と分類は時の自然科学の大きな潮流であった。

　しかし，フーコーが「種の医学」と表現するこの分類学的医学は，病気の病原や発症の過程への視点を欠いており，また症状の変化にも対応していない。しかも，病気の種を決定するためには，可視的な症状と不可視的兆候を区別し，患者の特性による病状の歪みも勘案するといった秘教的な診察術を必要とした。また，病気本来の症状を歪めるので早期の治療は避けるべきであり，また病院ではさまざまな病人が混在して症状が混じり合うので，病人は家庭で手当するほうが望ましいとされた。分類学的医学では，医師は眼前にいる個々の病人を通して，病人ではなく，病気そのものを見ようとしたのである。

わり,「臨床医学のまなざし」が誕生したという。

　医学研究・医学教育・病人治療の機能を共有した新しい空間としての「施療院」, 分類学的医学の秘教的な病名の判定にかわって, 目に見える症状をそのまま詳細に言語で示すという視線と言説の一致, そして, 外からは見ることができない生体組織の変質を明らかにする死体の病理解剖が, 大きなまなざしの変化を作り出したのである。それまで「死」は生命と病気の終わりであり, 医学の範囲外であったが, 病理解剖は「死」から, あらためて人間の「生」と「病」の真相を浮かび上がらせる。「長い間, 死は生命が消え行く闇であり, 病そのものもそこで混乱してしまうところであったが, これからは, 死は偉大な照明能力を賦与され, その力によって生体の空間と病の空間とが, 同時に支配され, 明るみに持ち来たらされる。」(『臨床医学の誕生』より)　現代の臨床医学は, 人間の「生」を見るのではなく,「生」の欠如である「死」の視点から「生」を見る病理解剖学のまなざしによって支えられている。フーコーは, この病理解剖により, 個人の病がその人独自のものとしての特徴を露わにし, そこから個人の「生」の独自性を浮かび上がらせてきたと指摘する。

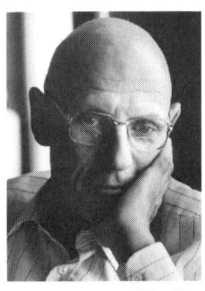

フーコー

② 医療のネメシス(復讐) ― イリイチ

　オーストリアの哲学者イリイチ(1926〜2002)は, 医療の進歩が人々の健康をむしろ脅かしているとしてこれを「**医療のネメシス(復讐)**」と呼び, この現代医療の歪みを「**医原病**」(→p.140)と表現した。イリイチが第一に指摘するのは, 正当な治療行為や検査によって, 実は数多くの障がいや機

資　料

狂気の歴史

　フーコーは『狂気の歴史』では, 西欧で「狂気」がどのように扱われてきたかを, 歴史的に執拗にたどる。フーコーによれば, かつて西欧では, 狂気に見舞われた人が社会から排除されることはなかったという。しかし, 17世紀半ば以降, 彼らは理性に反する「狂人」として監禁の対象となってゆく。そして19世紀には, 狂気は精神疾患とされ, 「狂人」は監禁の対象から保護, 治療すべき存在となった。しかし「狂人」に治療を施すということは, 「狂人」にとって, 「正常」な他者のまなざしの前で, 自らの意識を「狂気」として自覚させられ, そのうえで自らの「狂気」を自らで束縛するように強要することであった。臨床医学が死体を解剖することで生と病を見いだしたのと同様に, 「狂気」という非理性的なカテゴリーを確立することによって, 心理学・精神医学は成立したのである。

能不全が引き起こされているという事実である。これを**臨床的医原病**という。

次に、彼は医療専門家による医療の独占と医療の自己増殖が進む中、医療コストの高騰や薬物の過剰使用が行われ、あらゆる人々を「治療対象」とするような社会システムが作り上げられていると指摘する。彼はこれを**社会的医原病**と呼んだ。

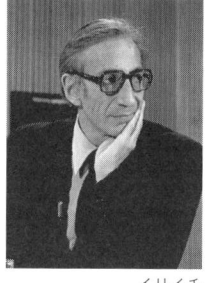

しかし、医原病の中で最も深刻なのは第三の**文化的医原病**である。かつて、われわれには避けがたい苦痛を耐えるために、苦痛にさまざまな意味づけをしてこれを堪え忍ぶ「**受苦の文化**」があったが、「鎮痛」を目的とする医療は、この「受苦の文化」を衰退させてしまった。また自分の病気も健康も本来は私自身の問題であったが、今や全て病院や医者任せにする(させられる)ものとなってしまった。さらに現代では私の「死」を判定するのも、私の「死」と戦うのも医師の仕事となった。その結果、かつて私たちにとって生涯にわたって対面し続けるべき、最も重要で主体的な事態であるはずの自分の「死」も、今では人生の終りの一瞬の出来事でしかなくなった。私たちは自己の「痛み」や「病」「死」を自ら引き受け、生きていくという文化を失いつつある。

イリイチは単に、「近代医学は間違いだ」とか「病院をなくせ」と言っているのではない。彼は「痛み」「病」「死」といったものを自分の人生に不可欠なものとして認め、人々がそれらと向き合って生きる自律的な生き方と、そのような生き方に関わり得るような医療の在り方を模索したのである。

イリイチ

資料

「特異的病因説の幻想」── デュボス

19世紀後半、コッホは病原性細菌によって病気が発症することを立証し、多くの病原菌を発見した。古典的な医術にはない論理性と明快さを備えた「特異的病因説」(→p.140)は近代西洋医学の支柱となった。しかし、現実の病気の発症は複雑で、「特異的病因説」に反対したある学者は、公衆の面前でコレラの培養菌をコップ一杯飲んでみせたが、コレラを発症しなかった。またコッホたちは動物実験では病原性細菌で病気を発症させることはできても、人間ではそうはいかないことをしばしば体験した。

アメリカの微生物学者デュボス(1901〜1982)は、人間は病原菌の感染だけではなく、その時の生理的現象やさまざまな環境条件などの因子が絡むなかで発病すると指摘する。人間とは環境に「適応」する動物であり、人間にとって、健康とは病原菌やさまざまな環境からの挑戦に「適応」するのに成功している状態であり、病気とはその適応が不適切であった結果である。人間は病気を除去するのではなく、適応することによって健康を維持する生物なのである。

spot 「近代医学の勝利」という神話

　結核やコレラ，赤痢，チフスなど，かつて猛威をふるった感染症は「文明社会」ではほとんど終息している。これは近代医学の成果のように思われているが，これらの病気は，いずれもその病原が特定され，医学療法が発見される前に，すでに急速に社会的影響力を失っていた。猩紅熱やジフテリアなども，抗生物質や予防接種が広範に行なわれる前にその力を減じてしまっている。実は，これらの感染症死亡率の低下と強く関連があると認められるのは，栄養の改善，識字率の向上，近代的下水道の普及，食品衛生学と食品管理システムの普及などであったといわれている。

　また，平均寿命の伸びがよく近代医学の成果と関連づけられて語られるが，これは乳児死亡率の劇的減少によるもので，成人，老人の死亡率はほとんど変化なく，成人，老人の平均余命の伸びはわずかしかない。そしてこの乳児死亡率の減少をもたらしたのも栄養の改善と環境衛生対策によるものであり，近代医学が成し遂げた成果とはいい難い。

　たしかに近代医学による治療がめざましい効果を上げた例もたくさんあるが，その一方で，新しい感染症の発生とその世界的拡散が深刻な問題となり，今もその対策に追われているというのが現実である。われわれが抱きがちな「近代医学の輝かしい勝利」のイメージは，いまだ，私たちの願望に彩られた「幻想」にすぎないのかもしれない。

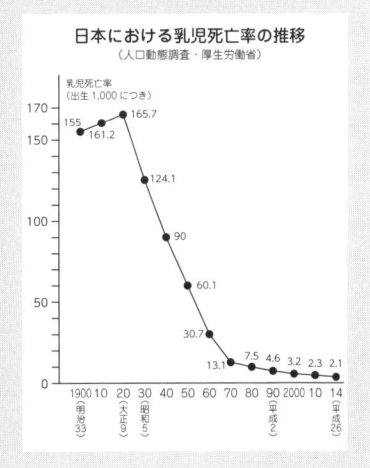

日本における乳児死亡率の推移
（人口動態調査・厚生労働省）

乳児死亡率（出生1,000につき）

1900年(明治33) 155／10(大正9) 161.2／20 165.7／30(昭和5) 124.1／40 90／50 60.1／60 30.7／70 13.1／80 7.5／90(平成2) 4.6／2000 3.2／10 2.3／14(平成26) 2.1

論点
現代の医療が成し遂げた成果とその批判について考えてみよう。

参考文献
デュボス　田多井吉之介訳『健康という幻想—医学の生物学的変化』紀伊國屋書店　1964
フーコー　神谷美恵子訳『臨床医学の誕生』みすず書房　1969
イリイチ　金子嗣郎訳『脱病院化社会—医療の限界』晶文社　1972

26 健康と病気

key word ホモ・パティエンス　世界保健憲章　無病息災　ヘルシズム　一病息災

1 病気とは何か

「人間とは何か」については，さまざまな定義がある。人間とは苦しみ悩む存在であるともいえよう。まさに，**ホモ・パティエンス**(homo patiens)である。英語では，patienceは「忍耐」を意味し，patientは文字通り「病人」のことである。それでは，人間が苦しみ悩む「病気」から解放され，理想として追求する「健康」とは如何なるものなのであろうか。

健康の定義で最も有名で，「普遍的」とされるのは，1946年にWHO(世界保健機関)が採択した**世界保健憲章**(1998年，一部改訂)である。憲章には「健康とは，完全な身体的，精神的，社会的幸福の状態であって，単に疾病(disease)や虚弱(infirmity)が存在しないことではない」とある。さらに「到達しうる最高水準の健康を享受することは，人種，宗教，政治的信念または経済的もしくは社会的条件の差別なしに，万人の有する基本的権利の一つである」と規定している。しかし，現実には経済的な格差により医療資源が公平に分配されない，理念と現実の乖離がある。

医療人類学においては，疾病(disease)という病理学的概念と，病(illness)という文化的概念に分けられる。よって，病とはさまざまな文化や社会で意味づけられ認知されたものである。その意味では，疾病は客観的であり，病は主観的である。すなわち，人は生まれて生きている限り何らかの「病」を病み，病名をつけられて「疾病」を病むのである。

資料

『病草紙』とは，平安末期の頃，京都や大和国で見聞した奇病を取り扱い絵巻物にしたものである。筆者は土佐光長，詞書は寂連法師といわれる。もともとは一巻の巻物で，16図あったが切断分割され流転し，現在22図がある。どの図も，痛ましく暗く醜い病気を，ひたすら冷徹にリアルに描き，時にはユーモラスに病気をとらえている。

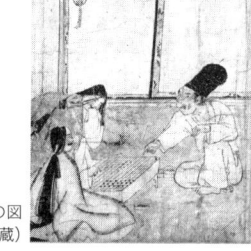

『病草子』より「風病の男」の図
(京都国立博物館蔵)

② 健康という病 ― ヘルシズム

　私たちは，病気から逃走し**無病息災**を乞い願う。よって，現代は**ヘルシズム**(健康至上主義)であるといわれるように，まわりを見ると街中に健康食品やサプリメント等が氾濫し，ジョギングやスポーツジムで汗を流す人がいる。健康を追求するあまりに，健康でなければならないと，健康に怯え押しつぶされる生活であるかもしれない。また，抗菌グッズが店頭に並び，人間は限りなく無菌状態へ接近しているともいえよう。

　私たちは健康に対して，病気という。果たして，病気が全くなく完璧に健康な人などいるのだろうか。寿命ということを考えれば，人間の死亡率は100％であるというのと同様に，病気率も100％といえるのではないだろうか。健康な人であっても，誰もが病気になる可能性がある。人間ドックなどで厳密な検査を受ければ，おそらく病気を持たない人など誰もいないのである。健康診断の検査による基準値を，ほんの少しでも逸脱すれば，それは「異常」値となり病気と認定されるのである。近頃では「医者は病気を診るが，病人を診ない」とさえ言われる。これは，医者が人間全体を診るのではなく，人間の一部分だけしか診ていないという事である。また，現代の医療においては，キュア(cure)が中心であり，ケア(care)が忘れられているという批判がある。当然ながら，キュアとケアは決して対立するものではなく，両者が一体となった医療が望まれるのである。

　フランスの哲学者フーコーは『臨床医学の誕生』で，18世紀までは医者は病人に「どうしたのですか」と問診したが，近代以降には，それは「どこが具合悪いのですか」という問診へ変化したと言う。医者が病気を「全身に関わるもの」から，人間の身体を「機械のようにいく
(←p.104)

資　料

日本人の病気観
　日本では，家族の誰かが入院すると付き添いをすることが多い。医師の診察を受け，入院する際には必ずといってよいほど家族の付き添いがある。文化人類学の大貫恵美子の指摘によれば，完全看護体制の大病院でも，家族や近親者が昼夜にわたって病者を世話することがある。また，病者の所属する組織の同僚や友人，知人が見舞を持参し見舞いに訪れる。これに対してアメリカの例では，手術の場合は，その前夜に入院させ，病者には私物を持たせず，男女共用の灰色のガウンとパンツを着用し，病者番号の入った腕輪を付けるという。そして，できるだけすみやかに退院させようとする。手術後も運動を始め，見舞いも控えめである。日本人には「持病」や「体質」という概念がある。アメリカでは，これらの概念は文化的には存在しない。また，衛生観も文化的な影響が大きい。日本人には「内外」の区別と，「上下」の区別がある。上は「清潔」，下は「不潔」であると考え，家に入れば靴を脱ぎ，スリッパを履くということである。

つもの部品で構成されているもの」と見なす眼差しに変化したのである。これは病気を全体で診るのではなく、人体を構成する部品の一部が故障したと捉えようとする見方に変化したことを意味している。

健康(health)とは、ギリシア語のholes(全体)に由来し、holesはwholeに繋がる。「癒す」(heal)も同様に、holes(全体)に由来する。「癒す」とは、部分ではなく全体を恢復することなのである。このように現代では、ホリスティック・メディスン(holistic medicine)が求められている。

人間は病む存在であり、生物の中で人間だけが病気の苦痛に悩み、死の不安に怯える存在である。私たちは、無病息災を願うだけではなく、「持病」を抱えて生きていく**一病息災**や「日にち薬」(月日の経過が薬の代わりになること)という発想もあることを忘れてはならない。人は病気になると治療を行う。近代医学になると、病気を敵と見なし闘病ともいう。あるいはガンなどの場合、征圧、といった言葉も用いられる。病気は人間にとって負(マイナス)なるものであるから、何とかして病気を退治し、根治しようとする考え方である。しかし、どんなに近代医学が進歩しても、人間は病気を〈内包〉しながら生きている。現代のヘルシズムの前提である、健康であることを「正常」とし、病気であることを「異常」とすることは、差別と排除の発想なのである。このような差別と排除の発想を取り除くには、人間は誰でも病気になり、病気を持ち(持病)、病気と共に生きている(共生)という認識が必要である。さらに言えば、人間は〈負〉の部分を含めた不完全なシステムとしての存在なのである。私たちは誰でも完璧ではなく、〈欠如〉を内包し、その〈足らないもの〉を補完しながら生きている。今や「お互いさま」という言葉は死語になりつつある。自らも「病む者」であり、そして他者たる「病者」と共に生きる(共生)を考えることが肝要なのである。

資料

日本人の健康観

　日本で「健康」という言葉の登場は、幕末の緒方洪庵編術『病学通論』(1849)からと言われる。「ケソンドヘイド」に「健康」の訳語をあてたのである。その後、文明開化期に仮名垣魯文の『安愚楽鍋』や福沢諭吉の『文明論之概略』等によって「健康」の語が使われた。それ以前の「健康」に相当する語彙は、「安泰」「無病」「息災」等である。現代の健康観からすれば、これらの語彙は、病気という災いから逃避するという意味合いが強い。そして、健康を保つことは、「養生」(→p.140)であった。

『隠喩としての病』　アメリカの小説家・エッセイストであるスーザン・ソンタグ(1933〜2004)が著した書物の中で、病気や病名が「象徴的な意味」を持ち始め、病気の本来の姿を離れて、社会的意味をもって一人歩きし、社会的差別や偏見の対象になると言う。例えば、「あいつは社内のガンだ」とか「あの会社の経営は脳死状態だ」と言うように用いられる。

spot　文学が語る病 ― 病人模様

　徳冨蘆花(1868～1927)の『不如帰(ほととぎす)』は，結核で死んだ浪子がヒロインである。日清戦争の時代，片桐中将の娘浪子は，川島男爵家の当主武男と結婚し，幸福な日々を送っていた。海軍少尉である武男が出征中，気難しい姑の川島未亡人に浪子は仕えた。しかし，浪子は肺結核を病み，これがもとで浪子は離縁させられることとなり，当時の子女の紅涙をしぼった。当時，結核は不治の病であり，樋口一葉，石川啄木，国木田独歩，堀辰雄などがこの病に斃(たお)れた。

　正岡子規(1867～1902)は，肺結核から脊椎カリエスを併発し，晩年の5年間は寝たきりの生活を過ごさなければならなかった。病床随筆として『病牀六尺』『仰臥漫録(ぎょうがまんろく)』などが有名である。『病牀六尺』は，高熱と痛みに号泣(ごうきゅう)する病苦の有り様を書き記したものであり，麻酔剤を飲み，苦痛をやわらげながら絵筆をとり，死の2日前の1902(明治35)年9月17日まで，創作に励んだ。なお，辞世の句は「糸瓜咲て痰のつまりし仏(ほとけ)かな　痰一斗(いっと)糸瓜の水も間に合わずおとといのへちまの水もとらざりき」である。

　また，夏目漱石(1867～1916)は，1910(明治43)年8月24日の深夜，静養先の伊豆の修善寺で，胃潰瘍の大吐血をし，生死の境を彷徨した。2か月後，漱石は『思い出す事など』を執筆し，危篤(きとく)状態の混濁(こんだく)した意識の中での模様を記している。

　自由民権運動の指導者であった中江兆民(1847～1901)は咽頭ガンのため，余命一年半の告知を受けた。そこで，同時代の人物，政治，文学などを思うままに論じたのが，『一年有半』である。

> 「病床六尺，これが我世界である。しかも六尺の病床が余には広過ぎるのである。僅(わず)かに手を延ばして畳に触れる事はあるが，蒲団(ふとん)の外まで足を延ばして体をくつろぐ事も出来ない，甚(はなは)だしい時は極端の苦痛に苦しめられて五分も一寸も体の動けない事がある。苦痛，煩悶(はんもん)，号泣，麻痺剤(まひざい)。僅かに一条の活路を死路の内に求めて少しの安楽を貪(むさぼ)る果敢なさそれでも生きて居ればいひたい事はいひたいもので，(略)」　(正岡子規『病牀六尺』岩波文庫)

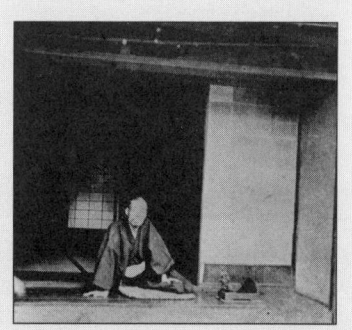

子規庵の正岡子規

論点
日本人の病気観や衛生観について欧米と比較して考えよう。

参考文献
フーコー　神谷美恵子訳『臨床医学の誕生』みすず書房　1969
大貫恵美子『日本人の病気観』岩波書店　1985

27 病者への差別と排除

key word　病者への否定的な眼差し　ハンセン病　らい予防法　スティグマ

1 病者への否定的な眼差し ― 差別と排除

　医学が飛躍的に進歩しても，病気に対する偏見や過大な恐怖心から，病者を差別し排除するという，病者への否定的な眼差しがある。まさに人権を侵害する行為である。現代におけるエイズをはじめ，ペスト，コレラ，**ハンセン病**，精神病などに対する差別や排除がこれにあたる。そこで，病者への差別と排除の実態を直視することにより，歴史的な経過をたどりながら時代精神も読み取り，どのように**病者への否定的な眼差し**を超克し，病者と共に生きるかを考えることが肝要である。

2 ハンセン病者への差別と排除

　島比呂志(1918〜2003)の寓話小説に『奇妙な国』がある。この小説の舞台となった小国が現実に日本に存在したのであった。小説の冒頭は「あなたがたは，面積が40haで人口が千余人という，まったく玩具のような小国が，日本列島の中に存在していることをご存じだろうか。」で始まる。続いて「一国を形成する以上は，厳とした国境があり，出入国管理令に依らざればみ

資料

一遍上人絵伝(一遍聖絵)

　一遍(1239〜1289)は，鎌倉時代中期の僧で，時宗の開祖である。踊念仏を民衆に勧め，誰にでも「信・不信をえらばず，浄・不浄をきらわず」に「南無阿弥陀仏　決定往生六十万人」と印刷された念仏札(賦算)を配って諸国を遊行した。一遍が往生した場面に集まった群衆のなかに，白覆面に柿色系統の衣を着た「犬神人」がいる。彼らの服装は「癩者」と同様であるが，差別され忌避された「癩者」たちの監督と管理を行った。

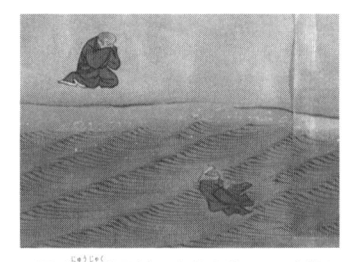

一遍が入寂(死亡)した後を追って，合掌して海に入水した結縁衆の「癩者」の姿
(東京国立博物館蔵)

だりに出入国できないし，また憲法や建国の精神というものがあって，国民生活に秩序があることも一般の国家と変わらない」とある。ただ他の国家と変わる点は，国家の目標が発展にあるのではなく，「この国では，滅亡こそが国家唯一の大理想だということだ」という。この小国とは「ハンセン病療養所」のことであり，出入国管理令とは「**らい予防法**」のことなのである。なぜ滅亡が国家唯一の大理想なのだろうか。

　ハンセン病とは，病原菌の発見者であるノルウェーの医者ハンセン(1841～1912)の名前をとったもので，かつては「らい（癩）」と呼ばれていた。症状は身体の抹消神経が麻痺することや，皮膚に発疹ができることなどが特徴である。ハンセン病は急性感染症とは異なり，感染力は非常に弱く，乳幼児以外はほとんど発病の危険性がなく，長い経過をたどって皮膚や神経が侵される。その潜伏期間が数年から20数年にわたり，家族内で感染するために遺伝病とも誤解された。現在では，たとえ感染したとしても，プロミンなどの特効薬や多剤併用療法により，後遺症を残さずに治癒できる。

　ハンセン病者は，日本では古くから寺院や神社などのアジール（聖域を意味する）に，隔離されることなく暮らす集団であった。しかし，開国から富国強兵へと近代化する過程で，対外的に浮浪するハンセン病者を隔離し，衛生国家を目指す政策が推進された。1907（明治40）年に「癩予防ニ関する件」（旧法・法律第11号）が制定され，ハンセン病に罹患すると警察官により強制的に療養所へ入所させるという隔離政策が推進された。その後，1931（昭和6）年の法改訂で「らい予防法」の名が付けられた。全国に国立療養所が設置され，在宅病者を許さない絶対隔離となった。「らい予防法」の内容は，強制入所や外出制限，断種，中絶手術などにより，著しくハンセン病者の人権を侵害するものであった。療養所内での結婚は認められたが，男性のワゼクトミー（輸精管切断手術）が条件であった。

資料

光田健輔と神谷美恵子

　光田健輔(1876～1964)（→p.141）は，日本のハンセン病治療の政策において，「救らいの父」と呼ばれたほど，絶大な影響を与えた医学界の重鎮であった。予防のため，ハンセン病者の隔離政策を推進し，東京の多磨全生園や岡山県長島愛生園の園長となった。神谷美恵子(1914～79)（→p.141）は，東京女子医専（現東京女子医大）に入学し，多磨全生園を訪れ，その後光田健輔が園長であった長島愛生園で見学実習を行った。そして，神谷は精神科医としてハンセン病者と交流を持つようになった。

　　「なぜ私たちではなくあなたが？　あなたは代わって下さったのだ
　　代わって人としてあらゆるものを奪われ　地獄の責苦を悩みぬいて
　　下さったのだ」『人間をみつめて』より

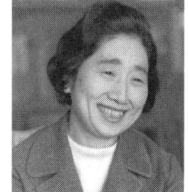

神谷美恵子

③ 「らい予防法」の廃止

　戦後になって「らい予防法」が改定されたが，「強制隔離」や「懲戒検束権」などを残したものであって，終始一貫して隔離政策が継続され，ハンセン病は「恐ろしい病気」という偏見が人々に増幅され，定着するようになった。また，病者本人だけではなく，家族にも就職や結婚などで差別と偏見をもたらし，払拭しがたい**スティグマ**(社会的烙印)が押された。1996（平成8）年3月になり，90年にわたり存続していた「らい予防法」が「らい予防法廃止法」によって，ようやく廃止された。また，衆参両議院の「らい予防法の廃止に関する法律案に対する附帯決議」でハンセン病者や家族に対して以下のような陳謝がなされた。

> ハンセン病は発病力が弱く，また発病しても，適切な治療により，治癒する病気になっているにもかかわらず，「らい予防法」の見直しが遅れ，放置されてきたこと等により，長年にわたりハンセン病患者・家族の方々の尊厳を傷つけ，多くの痛みと苦しみを与えてきたことについて本案の議決に際し，深く遺憾の意を表するところである。

　この間には，WHO(世界保健機関)や国際らい学会などで，隔離政策を行うことが誤りであると指摘され，隔離政策の改善が勧告されていたにもかかわらず，世界の趨勢に抗して，その廃止が先延ばしされていたのであった。その後，1998（平成10）年熊本地裁に星塚敬愛園，菊池恵楓園（けいふう）の入所者により，「らい予防法」違憲国家賠償請求訴訟があり，2001（平成13）年には憲法違反であったとする原告勝訴の熊本地裁の判決が出た。国はこの判決に対し控訴をしなかった。しかし，「らい予防法」の廃止が直ちに，ハンセン病者への差別・排除の解決とはならない課題も残されている。これからも，高齢となり後遺症により身体が不自由な入所者への手厚い支援などが必要である。さらには，ハンセン病は根絶しておらず，地球上で今なお苦しんでいる病者の存在を忘れてはならないのである。

資　料

ハンセン病文学

　多磨全生園に入所していた北条民雄(1914～37)は，『いのちの初夜』を執筆し，川端康成の推挙により文壇に大きな影響を与えた。
　また，明石海人(1901～39)は，長島愛生園に入所しハンセン病が進行していく中で，秀逸な短歌を残した。歌集『白猫』がある。病者は高い塀（かべ）の中に隔離され，療養所では本名ではなく仮名を使い，親の死に目にも会えず，また死んでも誰も弔問に訪れてはくれないのである。
　　眷族（うから）など来り看護（みと）らふ者もなく臨終の際に遺（き）すこともなし　　（「骨壺」）
　　父母のえらび給ひし名をすててこの島の院に棲むべくは来ぬ　　（「医局」）
　　煉瓦塀高くめぐらす街角に声あり逃げよ逃げよといざなふ　　（「蝙蝠（こうもり）」）

spot 精神病者への差別と排除

　精神病者に対しても差別や排除の歴史がある。日本における精神病に関する法律には，1900（明治33）年に制定された「**精神病者監護法**」がある。この法律の目的は，社会にとって「危険な存在」であると見なされた精神病者の監禁を家族に義務付け（監護義務者），自宅に監禁することを警察の許可制にして合法化するものであった。同年には「**治安警察法**」が制定された背景からも精神病者の治療を目的とする法律ではなく，社会の安寧秩序を優先した法律であると考えられる。

　日本で最初の国公立精神病院は1875（明治8）年に，京都市南禅寺に開設した京都府癲狂院であった。その後，精神病院は都会では増加傾向にあったが地方では開設されない状況であり，また高額医療費を支払うことのできない病者や地方の病者は，私宅に設置した「座敷牢」などに収容せざるをえなかった。私宅監置の「座敷牢」とは，極めて劣悪な空間に病者を閉じ込めるものであった。

　そこで，東京帝国大学医科大学精神病学主任であった呉秀三が，ようやく1918（大正7）年に，弟子の樫田五郎と共に報告したのが『精神病者私宅監置ノ実況及ビ其統計的観察』（→p.141）である。呉は「私宅監置」の実況を調査しその実態を公にし，非人道的であり，精神病者の人権を著しく侵害するこの悪法を廃棄することが焦眉の課題と考えたのである。調査した監置室は1府14県，364か所で，内105か所について実況が記され，66葉の写真を貼付している。監置室には「甚不良ナルモノ」もあり，「見ルニ耐ヘザル程，悲惨ナル光景」であった。また，精神病者が興奮して乱暴を行う場合には，資産のある者は自動車，馬車，人力車などを利用して病院へ行くが，資産が無ければ病者をあたかも罪人を護送するように，あるいは荷車（大八車）に載せ，まさに家畜が如くに精神病院へ搬送された。

　呉秀三は「我邦十何万ノ精神病者ハ実ニ此病ヲ受ケタルノ不幸ノ外ニ，此邦ニ生レタルノ不孝重ヌルモノト云フベシ。精神病者ノ救済・保護ハ実ニ人道問題ニシテ，我邦目下ノ急務ト謂ハザルベカラズ」と当時の精神病者の二重の苦しみを高らかに宣言した。しかし，この言葉だけが一人歩きし，社会は無関心であり続け，大きな改善は見られなかった。

論点
病者への差別と排除を超克し，病者との共生について考えてみよう。

参考文献
大谷藤郎『らい予防法廃止の歴史』勁草書房　1996

沖浦和光・徳永進編『ハンセン病―排除・差別・隔離の歴史』岩波書店　2001

28 感染症の歴史

key word　世界的流行(パンデミー)　負の異文化交流　疱瘡(天然痘・痘瘡)
　　　　　　ペスト　メメント・モリ

1 感染症の世界的流行(パンデミー) ― 負の異文化交流

　文化が伝播し交流するようになれば、人が動きモノが動く。その時に、目に見えない感染症の流行という「**負の異文化交流**」という結果をもたらすこともある。感染症は、かつて伝染病、疫病と呼ばれていた。一定の地域に持続して多発する「風土病」(エンデミー)であった感染症が、地方病(エピデミー)となり、さらには**世界的流行**(パンデミー)となる。

　近代医学にとって、病気は征服し、排除するものであるが、私たちの祖先にとっては、なだめ、鎮めるものであり、病気を癒してくれるのは神仏であった。日本では、ヨーロッパのようなペスト大流行をみなかったが、古くから疱瘡(天然痘)、麻疹、腸チフス、結核が流行した。近世になり、梅毒、インフルエンザが、そして幕末にはコレラが流行した。

　歴史の裏側に隠れて見えない病気と、時代や一人ひとりの人間の生き方との関わりをたどり、名も無き民衆の叫び、痛みを追体験し、さらに病気が驚異の時代における病者への眼差しと、病者との共生のあり方を探ることが肝要である。

資料

■為朝の武威痘鬼神を退く図(右図)
八丈島で疱瘡神(痘神)を退治したとして伝えられる源為朝は、疱瘡除けの絵に用いられることが多く、次の歌が詠まれている。
　　世の人の為ともなれともがさをも守らせ玉ふ運のつよ弓
　　　　　　　(為とも－為朝　もがさ－疱瘡のこと)

■お玉ケ池種痘所
天然痘を予防するために、ジェンナー式牛痘接種法の実施、普及を図る目的で、1858(安政5)年に江戸在住の蘭方医たちが、幕府の許可を得て神田お玉ケ池に私営の医療施設を開いた。1860年には幕府の所管となり種痘所と改称し、さらに西洋医学校となった。

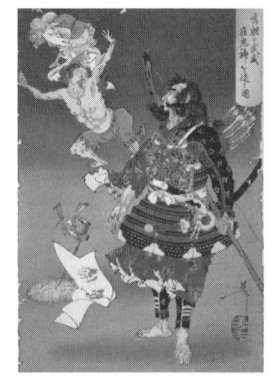

『新形三十六怪撰―月岡芳年画』より
(国立国会図書館蔵)

2 疱瘡の歴史

　シルクロード(絹の道)は，ある意味「疱瘡の道」とも捉えられる。疱瘡(天然痘)(→p.141)の発源地については特定できないが，インドが有力とされる。疱瘡の伝播はインドから仏教が各地へ伝来していったシルクロードの経路をたどり，中国から朝鮮半島を経て日本へも伝播したのである。仏教伝来の経路と，疱瘡伝播の経路が地図上で重なり合うのである。こうして疱瘡が奈良時代に大陸から侵入して以来，日本でも風土病のように蔓延し大流行を繰り返した。江戸時代には絶えず流行し貴賤を問わず，この病苦に悩まされた。激甚なる大量死には到らないが，免疫性により，むしろ疱瘡と慣れ親しんできた。しかし，死を免れても瘡痕(そうこん)とともに身体に障がいを残して失明する例もあった。よって，疱瘡をめぐる信仰，迷信，土俗には枚挙に暇(いとま)がない。疱瘡神もその中の一つである。日本では古代から感染症の流行のたびに，感染症を鎮める祭事が行われた。京都の祇園祭も疫病退散を祈願する祭りである。江戸中期になると，ある病気に対しては，ある特定の神を祀るようになった。なお長きにわたり人類を悩ませた疱瘡(天然痘)も，WHO(世界保健機関)によれば，1980年5月には地球上から根絶されたのであった。

3 ペスト大流行

　ヨーロッパの人々にとって，14世紀後半は凄まじい感染力をもつペスト(→p.141)がヨーロッパ全土を襲い，少なくとも人口の4分の1を失ったという，忘れることのできない悪夢の歴史である。これを契機にして人々は「メメント・モリ」(死を記憶せよ)と言うようになった。

資料

コレラの流行

　コレラ(→p.141)は，インドのガンジス川流域に多く発生していたが，19世紀になり，イギリスのインド経営による世界の近代化の過程で，世界的流行(パンデミー)となった。日本では，1822(文政5)年に初めてコレラに見舞われた。1858(安政5)年には，江戸で大流行をし，安政のコレラと言われた。江戸の死者は3万から4万人と推定される。明治時代になっても間歇(かんけつ)的に大流行し，1879(明治12)年の流行では死者が10万人を越える結果となった(『コレラ騒動』朝日百科日本の歴史)。

　右図は，江戸時代末期に描かれたもので，ころり(コレラ)をふみつけている。

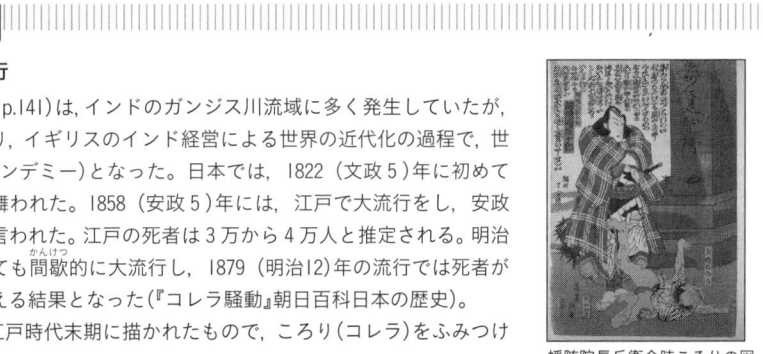

幡随院長兵衛金時ころりの図
(内藤記念くすり博物館蔵)

ペストはペスト菌による感染症である。ペスト菌はノミを宿主とし，このノミが寄生するネズミが本来の保菌者である。ペストに感染すると，やがて腋の下や鼠蹊部などのリンパ腺に腫脹が起こり，この腫脹が破れ化膿し皮膚が乾き，黒紫色の大きな斑点ができ，やがて数日で死に至る。これが黒死病（ブラック・デス）と呼ばれる所以である。

ペストの発源地は，中国大陸南部や中央アジアなどの説があるが，各地の物資が中東に集荷されたと同時に，中東という東西交通の要路であるバザール（市場）に病気も集まり，そしてヨーロッパでの大流行（パンデミー）となったのである。現代では，誰でも大流行がペスト菌によるものであると理解できるが，当時は諸説が乱れ飛び，人々の不安はとどまることを知らなかった。特に毒物説では，誰かが毒物を撒布したのではないかという流言蜚語が飛んだ。黒死病に襲われたキリスト教徒は，それを異教徒による仕業であると考え，日頃から憎悪を抱いているユダヤ人を毒物の撒布者として，スケープゴートにしたのであった。こうして，ペスト大流行の時期にユダヤ人の大量殺戮が始まったのである。

村上陽一郎の『ペスト大流行』によれば，1348年9月にスイスのジュネーブで起こった事例の記録が残っている。アルプスのベンフェルトという小さな町では，町民は犯人と目されたユダヤ人を処刑する死刑執行人に挙って志願したという。ユダヤ人狩りが始まり，ゲットー（居住地区）は焼き打ちに見舞われ，ユダヤ人があちこちで，公式に非公式に処刑された。処刑された死体は，次々にブドウ樽に詰め込まれ，ライン河底に沈められたという。

ペストによる精神的なパニックが，群集心理となり民衆の理性を喪失せしめ，異常が異常でなくなるような行動に駆り立てたのである。後年の，第二次世界大戦のナチス政権下のユダヤ人迫害を彷彿とさせる。このように，病者への直接的な差別や排除ではなく，ユダヤ人の迫害に見られるような病気を契機とした差別や排除の構造も見逃してはならないのである。

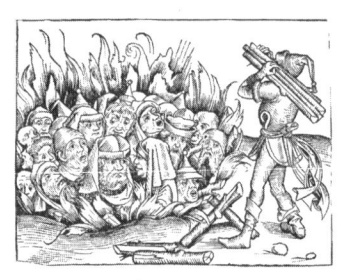

ペストのスケープゴート・ユダヤ人の虐殺

資料

性感染症の流行 — 梅毒

コロンブスの「航海土産」には，たばこ，ジャガイモだけではなく，目には見えない梅毒スピロヘータもあったといわれる。1493年に，コロンブスがバルセロナで凱旋帰国をしてから，大航海時代の波に乗り，ヨーロッパ内陸からインドへ，マレー半島から中国へ，さらには日本へと伝播した。おそらく倭寇と呼ばれる日本人か中国の船員たちにより，運ばれたのである。それは，1512（永正9）年ともいわれ，鉄砲が種子島に伝来した1543（天文12)年よりも，梅毒の伝来は30年も早いことになる。さらに，コロンブスが帰国して20年足らずで日本へ伝来し，日本人を苦悩させたのである。

spot ペスト文学 ― ボッカッチョ・デフォー・カミュ

　ペストが特別の意味を持つのは，社会全体の秩序を破壊し，大量の死をもたらすと同時に，それが感染という見えざる仕方で，隠微に現れてくるからである。

　イタリアの作家，ジョバンニ・ボッカッチョ(1313〜1375)の『デカメロン』は，ペストの来襲を避け，郊外の寺院に避難した3人の男と7人の女が，一日一人一話ずつ10日間話して，百話を語るという趣向となっている。その初日の序話には，ヨーロッパ最初のペスト禍である1348年にフィレンツェを襲った悲惨な光景が生々しく語られている。夜を日についで多くの人が死んでいき，死体は腐臭を発したまま放置された。生き残った人々の精神は頹廃し，古い因習が崩壊した。そしてその年の3月から7月までの間に，救済の手を必要としたのに見棄てられ，10万以上の生命がフィレンツェの町の城域内で失われたという。

> 言っておくが，まず，神の子が肉体に結実してから一三四八の歳月を数えたときのこと，イタリアの美しい町々のなかにあってもひときわ秀でた花の都フィオレンツァに，死の疫病ペストが襲いかかってきた。天の球体の運行のなせるわざか，あるいは私たちの罪業に怒りを覚えて神が死すべき人間たちに正義の裁きをくだされたためか，その数年前に東方の各地に発生して，かの地において無数の人びとの命を奪い，とどまるところを知らぬ勢いで，つぎつぎにその行先を変え，やがては恐ろしいことに西洋へ向って，それはひろがってきた。これに対して人間の側にはろくな才知もなく，何の予防も甲斐がなく，（略）行列も整然と組まれて信心深い人びとの群れがひたすら神への祈りを捧げたが，それにもかかわらず，（略）身の毛もよだつばかりの苦患の効果が現れはじめ，目を覆うばかりの惨状を呈しだした。
>
> （ボッカッチョ著　河島英昭訳『デカメロン』講談社文芸文庫）

　イギリスの作家，『ロビンソン・クルーソー』で名高いダニエル・デフォー(1660(頃)〜1731)の『ペスト』は，ヨーロッパ最後の大流行となった，1665年のロンドンのペスト禍を周到にルポルタージュしたものである。50万都市であったロンドンから8万人の生命が奪われた。たった2名の死からはじまったペストの猛威の前に，治療法を知らぬ市民はなす術もなかったのである。また，フランスの作家，アルベール・カミュ(1913〜1960)の『ペスト』は，アルジェリアのオラン市にペストが流行したという想定のもとに，人間を絶滅させる悪との闘争を寓意的に描いた。

論点
人はどのように病気と馴れ親しみ，何を学んだか考えてみよう。

参考文献
立川昭二『病気の社会史』岩波現代文庫　岩波書店　2007
村上陽一郎『ペスト大流行』岩波新書　岩波書店　1983

29 老いの価値と尊厳

key word　老いの空白　老いの知の発掘　老成，老熟，老実　老い入れ

1 画一的な老人像 — 紋切型の否定的な眼差し

　総人口当たりの高齢者(65歳以上)率が，7％以上になると高齢化社会(aging society)，14％以上になると高齢社会(aged society)という。日本は25％以上(2013年)となり，4人に1人が高齢者という**超高齢社会**を迎えている。高齢者人口の増大という量的な肥大により，医療・福祉・年金などへの財政的な課題が山積している。これは老いの課題というよりも，国家の政策の課題である。しかし，このように老いに対しては，紋切型の否定的な眼差しがある。かつてと比較するならば老人に対する尊敬の念や，老人自身が持っていた威厳などが消滅しつつある。生物学的に見るならば，人は衰退し，衰弱し，やがて死が待ち受けているからであろう。また，ある年齢を超えれば，嵐の如く突然に老いが訪れると考え，画一的で固定的な老人像がつくりあげられているようである。これは老いれば，醜いもの，あるいは汚いものに変貌するという潜在的な意識が存在するからであろう。このように，老いは暗澹たる色彩のみで表現する傾向にあるといえる。あるいは「老いの坂」はブレーキが効かず，一気に滑落するようなイメージで捉えているのである。これは，現代の効率性や生産性を最優先とし，脇目も振らずに全力疾走する社会全体の志向によるものと考えられる。経済システムは利潤のみを追求し，利潤を生まない行為を排除し，非生産

資料

　この曼荼羅の上段に「老いの坂図」とよばれるアーチがある。右から登り，左へ降りるという構図で，高貴な人の一生が描かれている。右端の「誕生」から左端の「死」が対比的にあり，人が歩みを進める山には木々があるが，人生の過程に応じた季節をあらわし，若葉から枯れ木となっている。(→p.142)

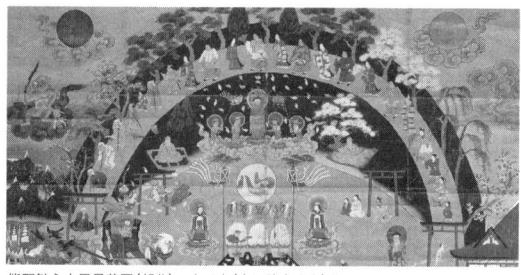

熊野勧心十界曼荼羅(部分)　大円寺(南河路自治会)蔵　写真提供:津市教育委員会

的な人間までも排除しようとする。よって，その典型が老人ということになるのである。しかし，老年はそれまでの人生と連携しているものであり，決して人生の過程で急展開するものでないことを忘れてはならない。

2 老いの思想

　成人は「若さ」に対し，「老い」のイメージを「死」と接近した，醜い，汚い，愚かしい，乏しい，弱い，遅い，といった退行性に埋もれたおぞましいものと捉えることが多く見られる。「老い」は，保護や介護，ときには収容や管理の対象とのみ見なされる。年老いて無力となり衰え，自分の居場所がなくなり，自分はお荷物，厄介者なのではないかと思う人も少なくない。哲学者の鷲田清一（1949～）は「セルフイメージのなかでしか〈老い〉という時間が迎えられないということが，わたしのいう〈老い〉の空白でなくていったい何だろう」（『老いの空白』）と問いかけている。このような老いの空白を，一人ひとりがどのように埋めていくかが課題なのである。老いが受動的，他律的なものとして捉えられていることが，老年の介護（ケア）が大きな負担であるという問題提起にしかならないのである。

　また，老いるということは，どこかに到達するのではなく，死ぬまで老い続けることで，老い続けるとは生き続けることに他ならない。その各瞬間は老いる前と少しも変わらない。相違点は，各瞬間の下に無数の時間が分厚く堆積しているだけである。そして積み重なったその瞬間の層が，経験として身体に生き続けているので，よって老いの一瞬は若い日に比較して豊かなのであろう。作家の黒井千次（1932～）は「人間の生にとって，大きくて，広くて，深い領域へと進む可能性を秘めているのが老いの世界ではないでしょうか。老いるとは，その領域に向けて一人ひとりが自分の歩幅で一歩一歩足を前に出すことであるに違いありま

資　料

老いを生きる

　　老後は，わかき時より月日の早き事，十ばいなれば，一日を十日とし，十日を百日とし，一月を一年とし，気楽して，あだに日を暮らすべからず。常に時日をおしむべし。心しずかに，従容として余日を楽しみ，いかりなく，慾すくなくして，残軀をやしなうべし。
　　老後一日も楽しまずして，空しく過ごすはおしむべし。老後の一日，千金にあたるべし。人の子たる者，是に心をかけて，思わざるべけんや。　　　　　　　　　　　　　　　（貝原益軒『養生訓』）

　老年になると，一日は緩慢に過ぎてゆくが，一年は矢の如くに疾駆するという。養生とは急がず焦らずに，自然の治癒力や恢復力を信頼することにより成り立つのである。まさしく「日にち薬」というものである。

せん」(『老いるということ』)という。老年には，永年の蓄積された経験が身についているので，**老いの知の発掘**をすれば，若者に比較すれば冒険心や行動力は劣りつつあるかもしれないが，好奇心や想像力は変化せず，集中力や批判力はむしろ研ぎ澄まされているだろう。

　老いには両義性がある。老廃，老残，老醜のような「衰退」を意味するものと，**老成，老熟，老実**のような永年の「蓄積」を意味するものである。老年とは衰退するだけではなく，成熟や叡智に到達する移行期なのである。老いとは「衰退」と「蓄積」とを包括したものであり，また自己の老いだけではなく，他者の老いとどのように向き合っていくかが問われているのである。

③ 江戸人の老い

　江戸の人たちは，老後と言わずに「**老い入れ**」という言葉で，限られた一生を生きる中で，楽しみを老後にとっておき，楽な老いを迎えることを目標にしたという。人生の前半よりも，むしろ後半に幸福はあると考えたのである。また若さよりも，老いが尊く見られた社会であり，老いに価値をおいた文化であったといえよう。江戸幕府の職制を見ても，老中や若年寄があり，国難の時には大老がいる。落語の咄には横丁に必ず経験豊かで博識なご隠居の年寄りがいて，町内のよろず相談に応じている。そこで，老いを楽しむためには養生が必要であった。江戸時代には健康や衛生に当たる言葉はない。健康に当たる言葉は養生である。また，蘭学者の杉田玄白が50年も前のことを回想し『蘭学事始』を執筆したのは数え83歳の時であった。

資料

杉田玄白(1733〜1817) (→p.142)
　江戸時代の蘭学者，徽医。前野良沢らと『ターヘル・アナトミア』を翻訳し，『解体新書』として刊行する。『蘭学事始』『耄耋独語』もある。
　讃には「偽の世にかりの契りとしりながら　ほんじゃと云ふにだまされた　ここは狐の宿かひな　コンコン文化八のとし　此今様をうたひ踊りたりてゆめミし姿のうつし絵　明年八十翁　九幸老人」とある。文化8年とは1811年である。なお，「九幸」とは次の9つである。
1．平和な世に生まれたこと　2．都で育ったこと　3．上下に交わったこと　4．長寿に恵まれたこと　5．俸禄を得ていること　6．貧乏しなかったこと　7．名声を得たこと　8．子孫の多いこと　9．老いてなお壮健であること

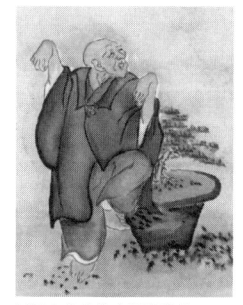

杉田玄白先生自画賛肖像
(早稲田大学図書館蔵)

spot 老いの歌 ─ 斎藤茂吉を例に

　斎藤茂吉は、歌人として高名であるが精神病医でもあった。山形県上山金瓶村に生まれた。東京帝国大学医科大学を卒業後、東京府立巣鴨病院に勤務し、長崎医学専門学校教授、欧州留学を経て青山脳病院院長となる。歌誌『アララギ』の同人で、1913年に歌集『赤光』を刊行し、文壇の脚光を浴びた。柿本人麻呂の研究で帝国学士院賞を受賞する。戦後に文化勲章を受章する。茂吉の最後の歌集『つきかげ』の中から「老いの歌」を拾ってみる。

　　この体ふる古くなりしばかりに靴穿きゆけばつまづくものを（昭和23年）
　　老身に汗ふきいづるのみにてかかる一日何も能はむ（同年）
　　ひと老いて何のいのりぞ鰻すらあぶら濃過ぐと言はむとぞする（同年）

　茂吉は鰻が大好物であった。しかし、その大好物の鰻すら身体が受け入れられないという。食から老いを感じ取ったものであり、哀切さが伝わってくる。

　　みずからの落度などとはおもふなよわが細胞は刻々死するを（昭和23年）

　これは、医者らしく自己の肉体を冷徹に見つめ、老いをあるがままに受容する諦念が凝縮されているようだ。

　　朝のうち一時間あまりはすがすがしそれより後は否も応もなし（昭和24年）
　　朦朧としたる意識を辛うじてたもちながらわれ暁に臥す（昭和25年）
　　わがかしらおのづから禿げて居りしことさだかに然と知らず過ぎにき（同年）
　　わが色欲いまだ微かに残るころ渋谷の駅にさしかかりけり（同年）

　茂吉は、1950（昭和25）年10月19日に軽い脳溢血を起こし、左半身に麻痺がおそった。完全麻痺ではなく不全麻痺であったので、次第に軽くなっていったが、その後は左脚を軽く引きずって歩くようになった。翌年12月9日になると、精神病医である長男の茂太の「病床日誌」には、次のように記す。

　　父、このところ連日両便失禁あり。少しくapatisch。明日よりヴィタミンBC注射を再開す。（『茂吉の体臭』）　　　　　　　　　　（＊apatischは認知症的）

　　いつしかも日がしづみゆきうつせみのわれもおのづからきはまるらしも『つきかげ』

論点
老化と病気との関係について考えてみよう。

参考文献
鷲田清一『老いの空白』弘文堂　2003
黒井千次『老いるということ』講談社現代新書　講談社　2006

30 環境倫理

key word 　自然物の生存権　世代間倫理　地球有限主義
　　　　　　人間非中心主義(生命中心主義)

1 環境倫理の成立とその基本主張

　「環境倫理」(environmental ethics)という概念や「環境倫理学」という学問分野は、生命倫理学(バイオエシックス)と同様に、1970年代以降、主に、アメリカを中心として成立・発展してきたものである。環境倫理(学)の成立の母胎となったのは、**エコロジー運動**などであるが、1960年代以降の地球環境問題の深刻化がその背景にある。特に1972年には、**人間環境会議**(ストックホルム)の開催、**国連環境計画(UNEP)** の設置、ローマクラブの『**成長の限界**』の出版といった、地球環境問題にとって象徴的な出来事が起こっている。

　その翌年の1973年には、動物解放論、ディープ・エコロジーなど、それまでの自然保護の発想を「人間中心主義的」として批判する主張が登場し、人間と自然の関係をめぐる考え方の枠組みは大きく転換していくことになった。

　環境倫理学の考え方は、加藤尚武(哲学・倫理学)(1937〜)によれば次の三つの基本主張にまとめることができる(参考文献)。これまでは、結局、人間の利益が優先され、環境の悪化をくい止められなかった。三つの主張には、現在の生活を享受しながら環境保護も実現しようといった従来のあり方に対する異議申し立てという側面もある。

- **地球有限主義** … 有限な地球環境の保護が他の目的に優先する。
- **世代間倫理** … 現在世代は、未来世代の生存可能性に対して責任がある。
- **自然物の生存権** … 人間だけでなく自然も生存の権利を持つ。

資料

世界自然保護連合(IUCN)による絶滅危惧種の評価状況　IUCNレッドリスト 2012

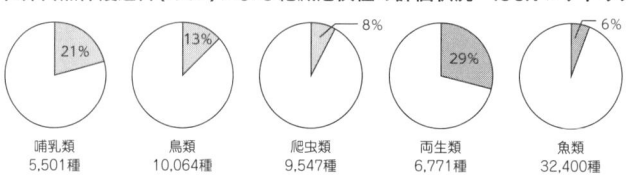

哺乳類	鳥類	爬虫類	両生類	魚類
21%	13%	8%	29%	6%
5,501種	10,064種	9,547種	6,771種	32,400種

既知の生物種のなかから、IUCNでは約4％程度の生物種について、そのおかれた状況を調査・評価している。例えば、哺乳類では、約2割が絶滅危惧種に選定されている。

❷ 環境倫理のさまざまな論点

　環境倫理の主な思潮については，参考文献を参照されたい。環境倫理の主要な論点を，三つの基本主張にそって具体的にあげてみる。

①**地球有限主義**

　配分の正義を，有限な地球生態系の中でいかに実現するかが論点となる。また，地球環境保護のために個人の自由などの権利を踏みにじる「**環境ファシズム**」をいかに回避するか，も困難な課題となる。

②**世代間倫理の問題**

　環境問題が，現在世代が未来世代の生存を脅かすという通時的構造を持つのに対し，現在の民主主義が現在世代の同意に基づく共時的な決定システムであり，世代間にまたがる問題には有効に機能しないことを認識した上で，**世代間の責任倫理**（→p.142）をいかに確立するかが最大の論点となる。また，未来世代の利益を理由に途上国に犠牲を強いる危険をいかに避けるかも重要な論点である。地球環境問題のキーワードになっている「**持続可能な開発**」（sustainable development）（将来世代が自らの欲求を充足する能力を損なわずに，現在の世代の欲求を満たすような開発）にも，未来世代への責任が反映されている。

　右のマンガのように，百年や千年先の世代に対する責任を意識することは困難である。しかし，例えば原子力発電所から生じる高レベル放射性廃棄物が，安全といわれるようになるまでには，約10万年の管理が必要とされ，遠い未来の世代にまで責任の範囲が及ぶ。現代に生きる私たちは，そうした物を生み出していることを自覚する必要がある。

③**自然物の生存権の問題**

　ここでの基本的論点の一つは，自然保護の根拠は何かという問題である。自然保護を人間の利益のためと考える「**人間中心主義**」と，自然物にもそれ自体の内在的価値を認める「**人間非中心主義（生命中心主義）**」との対立は，環境倫理の大きな論点といえる。開発か自然保護かを争う現実の局面でも，根底にこの二つの対立があることも多い。

　「人間非中心主義」の考え方の源流は，アメリカの生態学者アルド・レオポルド（1887～1948）が1940年代に掲げた「**土地倫理**（land ethics）」であ

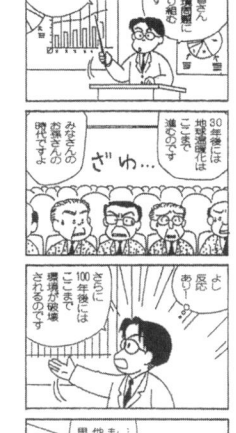

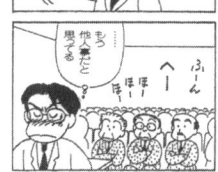

「秋月りすのどーでもいいけど」（朝日新聞1997年12月13日夕刊「ウィークエンド経済」より）©竹書房

る。人間を「土地」(生態系)という共同体の征服者ではなく一構成員とみるべきだと唱え，人間中心主義的自然観から，自然と人間との共生を基本とする自然観への転換を主張したレオポルドは，環境倫理学の父とも呼ばれる。

　ノルウェーの哲学者アルネ・ネス(1912〜2009)は，人類の生存だけを考える従来の発想を「シャロウ(浅い)エコロジー」だと批判し，全生命体の平等と，自然と一体になっての自己実現を目指す「ディープ・エコロジー」を提唱した。

　二つめの基本的論点は，生存の権利の対象となる自然物の範囲をどう規定するか，である。生物の種か個体か，非生物も含めるのか，また，生物の個体の場合，知能などの能力による区別を持ち込むべきか，という論点である。

　シンガーは，人間という種を特権化する**種差別主義(speciesism)**(←p.21)からの解放を説くが，その主張は，生命倫理と環境倫理にまたがって大きな問題を提起している(シンガー事件)。(←p.23)

　アメリカの哲学者クリストファ・ストーン(1937〜)は，論文「樹木の当事者適格」において，無生物である「法人」に権利が認められるように，森や川などの自然物にも法的権利を認めるべきだとした。この主張は，その後の動植物を原告とする「**自然の権利訴訟**」へと道を開いた。(→p.142)

　以上のような環境倫理が提起する論点の他に，環境倫理の枠組みそのものを問い直す立場も見られる。環境倫理は，途上国の視点が欠落した「先進国文明の解毒剤」にすぎないという批判もその一つである。また，人間対自然という単純な二項対立図式を脱却し，人間の社会的関係性や，人間と自然との深い関わり合いに着目した議論も出されている。また，現代では，都市生活者の割合が半数を超える国々が増え，人工的な環境を抜きには環境倫理を考えることはできず，人工物も含めた環境に対する責任も課題となっている。

資料

　江戸時代，百万都市の江戸は，徹底的かつ絶妙なリサイクルシステムを備えていた。人間の排泄物(下肥)は肥料とされ，環境面でのリサイクルの環が作られていた。ろうそくのしずくや紙屑まで回収・再生された。

　自然と都市文明の共存を探るうえで，江戸時代の生活に学ぶことは多い。

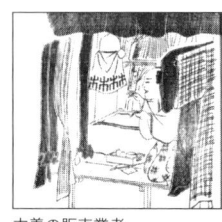

古着の販売業者
石原正明『江戸職人歌合』より
(国立国会図書館蔵)

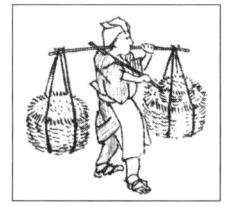

灰の回収業者
喜多川守貞『守貞漫稿』より
(国立国会図書館蔵)

spot 予防原則

　「予防原則」(precautionary principle)という言葉は，「持続可能な開発」などとともに，環境政策のキーワードの一つである。1992年の地球サミットにおける「アジェンダ21」(→p.142)に盛り込まれてから，予防原則の考え方は広く知られるようになり，多くの環境条約や国際文書に採用されている。リオ宣言第15原則は「環境を保護するため，**予防的方策** (precautionary approach)は，各国により，その能力に応じて広く適用されなければならない。深刻な，あるいは不可逆的な被害のおそれがある場合には，完全な科学的確実性の欠如が，環境悪化を防止するための費用対効果の大きな対策を延期する理由として使われてはならない」と宣言している。

　過去の環境訴訟においては，被害者の前に，「推定無罪原則」(疑わしきは罰せず)と「被害者立証責任原則」(原因の立証責任は被害者側にある)が立ちはだかった。しかし，予防原則によれば，疑わしい場合は予防措置を講じること，挙証責任や結果の損失に関する責任は変化を引き起こした側にあることが基本となるという見解もある。

　予防原則の考え方は，経済性との関連も含めて現実の政策決定過程に，いかに具体化していくかが課題となる。特に，有害化学物質対策への適用などが提唱されている。生命科学技術の領域では，予防原則的な発想によって立法化がなされた例として，フランスの「生命倫理法」をあげることができる。

　日本においては，2003年に名古屋高裁金沢支部が，高速増殖炉もんじゅ原子炉設置許可処分無効を言い渡した判決が，予防原則の思想をもんじゅの安全性に関して適用した判決とされる。また，2008年に制定された「生物多様性基本法」は，基本原則の中で，生物多様性を保全するための予防的な取り組みが重要であると明記している。

　21世紀の人類社会が，巨大化・複雑化の一途をたどる科学技術を制御し，持続可能性を維持するためには，予防原則の適切な活用も含めたリスク管理がますます重要となるであろう。

論点

環境倫理の三つの主張を現実に適用しようとした場合，どのような問題が生じる可能性があるか，具体的に考察してみよう。

参考文献

加藤尚武『環境倫理学のすすめ』丸善ライブラリー　1991
鬼頭秀一・福永真弓編『環境倫理学』東京大学出版会　2009

用 語・人 物 解 説

《1　遺伝子・DNA・ゲノム》

染色体→p.8　細胞分裂のとき，核内に現れる棒状の構造体。遺伝子の本体DNAと，塩基性たんぱく質のヒストンを主成分とする。球状のヒストンの周囲に長大なDNAの二重らせん鎖が巻きついたヌクレオソームを単位とする。染色体の数と形は生物の種類で決まっており，ヒトでは46本で，精子と卵子由来の染色体を一組ずつ持つ常染色体と，女性はX染色体を二本，男性はX染色体とY染色体を一本ずつ持つ性染色体とがある。

遺伝子組み換え技術→p.9　試験管内で，任意の生物から分離したDNA断片を別のDNA分子に結合させる技術。通常は，ベクター（遺伝子の運び役）を制限酵素で切断し，そこにDNAリガーゼという酵素の作用で，目的とするDNA断片を連結する。これを大腸菌などに感染させて増殖し大量のDNAを作る。この技術の最初の開発は，1973年スタンフォード大学のS・コーエンによる。遺伝子組み換え技術は，公的には「組み換えDNA実験」と呼ばれ，実験指針が設けられている。

ゲノム編集→p.10　最近急速に普及しつつある，遺伝子組み換え技術よりもはるかに短時間かつ正確に生物の遺伝子を操作できる技術である。

　例えば，高級魚のマダイを，通常の1.5倍程度の重さにまで大きくするなどの成果があがっている。また，血友病やエイズ，ガンなど，多様なヒト疾患を治療するための強力な手段になることが期待されている。しかし，ヒトの受精卵へのゲノム編集は，将来の世代に予想を超えた影響が出る危険性があるなど，深刻な倫理的問題を引き起こすことが危惧されている。

《2　バイオテクノロジー》

GM作物による生態系への影響→p.13　GM作物が自然種や他の生物と接触することで，生態系に不可逆的なダメージを与えることが懸念されている。例えば，害虫である蛾に対して毒性を持つBtタンパク質を作る遺伝子を導入した作物は，蛾と同じ体構造を持つ蝶をも死滅させるのではないか，また，害虫抵抗性作物が普及すれば，いずれそれに強い耐性を持つ「スーパー害虫」が生まれるのではないか，などである。こうした懸念の一方で，農薬や人工肥料を大量散布するより環境への負担は少ない，という意見もある。

実質的同等性→p.13（関連）　GM作物の安全性を評価する方法についての考え方。どんな作物も食べ方によっては害になる。しかし，人間は多くの作物を安全とみなして長年食べてきた。そうした既存作物を比較対象として，構成成分や食べ方に違いが無いならば，食べ物として「実質的に同等」とみなす考え方。そう判断された作物については，新たに導入した遺伝子が生み出す要素のみを評価すればよいとする。新たな要素の安全性が証明されれば，その作物は（既存作物と同程度に）安全とされる。

ヒトクローン技術規制法→p.14　日本で2001年に施行された，「ヒトに関するクローン技術等の規制に関する法律」の通称。ヒトクローン胚等を人間や動物の胎内に移植することを禁じている。また，クローン人間を生み出す可能性のある「特定胚」を定義・列挙し，その作成や管理に届出を課すなどの規制措置を定めた。違反に対しては罰則がある。この法律は，ヒトクローン胚の作成を禁止していないが，胚の作成や操作過程の倫理的問題も指摘され，施行後も議論と見直しが続いた。

《3　ヒトゲノム》

遺伝子治療→p.16（関連）　病気の治療を目的として，外来の遺伝子を導入したり，病気に関与する遺伝子の働きを抑制したりすること。大きく体外遺伝子治療と体内遺伝子治療に分けられる。体外遺伝子治療では，人体から細胞を取り出し，体外で目的の遺伝子を導入した後その細胞を患者に投与する。体内遺伝子治療では，体内に治療用遺伝子を直接投与する。1990年にはアメリカで世界最初の，95年には北海道大学で日本初の遺伝子治療が試みられた。一時副作用が問題視され，下火になったものの，リスクを抑える手法の開発が進み，欧米を中心に治療対象となる疾患の拡大，遺伝子導入法の進歩などの点でさまざまな広がりをみせている。特に，ガンと遺伝子との関係解明が進みつつあり，ガンに対する遺伝子治療の研究が盛んになっている

パーソナルゲノム医療（オーダーメイド医療）→p.16　個人個人のDNA配列を解析し，各人の遺伝子（パーソナルゲノム）の特徴を知り，その人がかかりやすい病気を発症前から予防，治療していく医療。これまでの，サイズの決まった既製服を押しつけるような画一的な「レディメイド医療」に対し，遺伝子レベルでの個人の違いに合わせる「オーダーメイド医療」がパーソナルゲノム医療である。個人が特定できないよう構築されたゲノムビッグデータを解析・利用することになる。

遺伝子特許→p.18　アメリカ最高裁は2013年に，自然界に存在する遺伝子自体には特許は認められないが，人工的に作られた遺伝子ならば特許が認められうるとする判決を出した（Myriad最高裁判決）。日本でも，2001年に人工的遺伝子の登録を認める特許審査の基準が示されている。特許出願件数で世界1位の中国も，日米に近い基準を出している。しかし，特許により特許権者による参入障壁が築かれるという問題などが指摘されている。

《4　ヒトと人格》

ペルソナ→p.20　人格（パーソン）の語源は，ラテン語で「仮面」を意味するペルソナ（persona）である。和辻哲郎の「面とペルソナ」によれば，ペルソナは劇で用いられる面を意味したが，転じて劇における役割，さらに劇中の人物を指す言葉となった。この用法が劇を離れて現実の生活にも通用するようになり，行為や権利の主体としての人格を意味するようになった。

人格の尊厳→p.20　カントは，「人格とは，その行為に対して責任を帰することの可能な主体である」として，「道徳法則のもとにおける理性的存在者の自由」そのものとしての道徳的人格性を強調した。こうした自律的な人格相互の尊重によって，「目的の国」とも呼ぶべき道徳的共同体が実現されるとカントは考えた。こうしてカントによって，「人格の尊厳」は，道徳の最高原理とされるにいたった。それに対して，理性を持たない存在は物件にすぎず，目的のための手段としての価値しか持たないとされた。生命倫理の法制化において，カント的な「人格の尊厳」を根拠とすることに対しては，カントが道徳性と適法性を区別していたことから，人格の尊厳は道徳性の根拠とはなっても，適法性の根拠にはなりえないとする見解もある。

種差別→p.21　人間という種を特権化すること。P・シンガーは，「利益に対する平等な配慮」を道徳の基本原理に据え，この原理を人類という種を超えて動物にも適用することを主張する。そして，人種別主義（racism）からの解放運動などの延長として，人間という種を特権化する「種差別主義（speciesism）」からの解放を説く。シンガーは，カントの，動物は自己を意識しておらず，人間という目的に対する手段として存在するといった見解を，人間中心主義として批判している。

《5　生殖補助医療技術》

晩婚・晩産化と日本→p.24（関連）　近年，日本社会では晩婚化および晩産化が進んでいる。国の統計によれば，夫・妻の平均初婚年齢は，1947年では夫26.1歳，妻22.9歳であったが，2013年には夫30.9歳，妻29.3歳となり，60年余りでそれぞれ4.8歳，6.4歳高くなった。また，第1子出生時の両親の平均年齢も上昇傾向にあり，特に母親は，2013年は30.4歳で，1975年の25.7歳に比べて4.7歳上昇した。（数値はすべて，厚生労働省『平成27年我が国の人口動態（平成25年までの動向）』）

加齢と生殖能力→p.24（関連）　一般的に，男性よりも女性の方が，加齢によって生殖能力に影響を受けやすい。20代以降，妊娠・出産率は徐々に低下し，反対に流産率は上昇するほか，高齢出産であるほど胎児の染色体異常のリスクも高まることが知られている。加齢の影響は自然妊娠の場合だけでなく，生殖補助医療技術を用いた場合でも，女性の年齢が高いほど，妊娠率・出産率は低下する一方で流産率は上がる。とりわけ40代以降でその傾向が顕著である（日本産科婦人科学会『ARTデータブック（2012年）』）。

特別養子縁組→p.26（関連）　家の存続等を目的とする通常の養子縁組と異なり，子どもの福祉の観点から実親子関係に準じる権利が与えられる養子縁組制度である。現在の日本では生んだ女性が戸籍上の母親とみなされるため，代理出産を行った夫婦と生まれた子の間で特別養子縁組が組まれた事例がある。

受精卵の取り違え→p.26（関連）　2009年，香川県のある病院で，不妊治療を受けていた女性に，誤まって別の夫婦の体外受精による受精卵を移植していたことが発覚した。生殖補助医療では，受精や配偶子・胚の管理などを人間が行うため，こうした人為的ミスが発生する可能性を否定できない。

《6　出生前診断・着床前診断》

マススクリーニング→p.28（関連）　対象となる疾患の保有者を見つける目的で，不特定多数の集団に検査を実施すること。採血のみの簡便な出生前診断が，胎児を疾患の有無によってふるい分けるマススクリーニングに発展するのではないかという懸念の声がある。世界に目を向けると，たとえばイギリスでは，すでに母体血清マーカー検査等をマススクリーニングとして採用し，全妊婦に無料で提供している。

Nuchal Translucency（NT）→p.28（関連）　妊娠初期の超音波検査で胎児の後頭部に見られる低エコー域のこと。通常の胎児に比べてNTが肥厚している場合，染色体異常や心奇形などの可能性があるとされるが，妊娠健診時に，検査前の十分な説明がなく伝えられる場合が問題視される。

胎児条項→p.29（関連）　胎児の異常を理由とする人工妊娠中絶を認める法律上の規定。日本では，母体保護法によって，妊娠満22週未満であり，かつ，妊娠の継続又は分娩が身体的又は経済的理由により母体の健康を著しく害するおそれのあるもの，または，暴行等によって妊娠させられた場合に限り，医師による人工妊娠中絶を容認しており（第14条），胎児条項の規定はない。母体保護法の前身である優生保護法（1948年制定）では，本人または配偶者が精神疾患や遺伝性身体疾患などを有している場合などについても人工妊娠中絶を認めていたが，1996年の改正時に削除された。

無侵襲的出生前遺伝学的検査（NIPT：Non-Invasive Prenatal Testing）→p.31　2012年8月，妊婦からの採血のみで胎児の疾患の有無について調べられる「母体血を用いた新しい出生前遺伝学的検査」として報道され関心を集めた。母体の血液から胎児由来のDNAについて遺伝子検査を行い，染色体の異常を調べるものである。日本では，まず臨床研究として認定・登録された施設のみで実施されている。

《7　優生思想》

ハーバート・スペンサー→p.32　イギリスの哲学者・倫理学者。鉄道技師，編集者として働きながら著述を開始した。スペンサーの思想の特徴は，世界のすべての現象を「進化」によって説明しようとしたことであり，ダーウィンに先立って進化論を唱え，それを人間や社会に適用しようとしたことである。スペンサーは進化のしくみを，環境に適応しようとする「適者生存」にあると考え，国家や社会は適者生存に干渉すべきではないと主張して，自由放任を擁護した。

チャールズ・ダーウィン→p.32　イギリスの生物学者。大学で医学や神学を学び，1831年から1836年にかけて，南米の測量調査に参加して動植物を観察し，種が変化するという進化論の着想に至る。帰国後に経済学者マルサスの『人口論』などにヒントを得て，生存に有利な遺伝的形質を持つ個体がより多くの個体を残すことで，長い時間をかけて生物種が変わっていくという「自然選択の原理」を考え出し，1859年に『種の起源』を出版した。ダーウィンの思想的な特徴の一つは，人間を他の生物と同列に捉えたことである。人間観の転換を促した一方，進化論や自然選択の原理を人間や社会に適用しようとする社会ダーウィニズムを招いた。

メンデル→p.32（関連）　グレゴール・ヨハン・メンデル(1822～1884)はオーストリアの神学者・生物学者。修道院に入り，司祭を務める間にエンドウマメの交配実験を行い，1866年に発表したいわゆる「メンデルの法則」として知られている，遺伝の現象を説明する一連の法則を発表した。メンデルの法則は忘れ去られていたが，メンデルの死後の1900年に「再発見」され，広く認められることになった。

《8　福祉と貧困》

ケイパビリティ→p.37　身体を動かし移動する，必要な栄養を得ている，社会生活に参加するなど，人が達成できる状態や活動のことを，アマルティア・センは「機能」と呼ぶが，ケイパビリティとは，人が選んで達成することのできる機能の幅を指す。センによると，ある人のケイパビリティが高いということは，ある人が達成することのできる機能の組み合わせが多いということであり，それだけその人の生活は豊かである。つまり，福祉の水準が高いことを意味する。センは，個人の福祉を把握するための視点として，ケイパビリティを提唱している。

社会的排除(social exclusion)→p.37　例えば居住や教育，社会保障制度の利用，交通機関の利用，就労など，一般に福祉を実現する上で参加するのが不可欠（あるいは望ましい）とされる社会的な諸活動への参加から，特定の個人や集団が何らかの理由で排除され，社会的に孤立している状態を指す。1980年代ごろから仏で用いられるようになり，「新しい貧困」を表す概念として，欧州で広く用いられるようになった。人間関係のあり方に注目する点で，資源の不足に注目する従来の貧困概念とは異なる。対をなす概念として「社会的包摂」がある。

ワーキングプア→p.38　「働く貧困層」を意味する英語working poorからくる言葉であり，継続的に働いているにもかかわらず，その賃金水準がきわめて低く，最低生活水準に満たない人のことを指す。従来，貧困のおもな要因として失業が考えられてきたが，実際には，貧困層のかなりの割合が仕事に就いていることが，アメリカをはじめ多くの資本主義の社会において，指摘されている。日本においても，近年，非正規雇用者の増加を背景として，年間給与額200万円以下の就労者の割合が，約4分の1を占め社会問題となっている。

《9　医療資源の配分》

医療資源配分問題→p.40　(関連)「医療資源配分問題」には，二つの意味がある。国内の総資源を，医療分野へどれだけ配分するかという問題と，その医療分野内部において資源をどのように配分するか，という問題である。本書では後者の問題を取り上げている。国際連合の「世界人権宣言」(1948年)によれば，すべて人は，衣食住，医療及び必要な社会的施設等により，自己及び家族の健康及び福祉に十分な生活水準を保持する権利…を有する(第25条)。また「日本国憲法」(1946年)も国民に「健康的で文化的な最低限度の生活を営む権利」を保障している。医療資源配分問題とは，一方でこのような理念を保持しながら，他方で有限な医療資源をどのように配分するかというジレンマであるといえる。

マクロ配分→p.41　医療資源の配分が問われる場面の一つ。国民経済のレベルでは，社会が利用しうる全資源のうち，どの程度を医療の分野に配分すべきかが問題にされる。ここでは「医療費の抑制」と「医療を受ける権利」の保障という問題が焦点になる。また，医療政策のレベルでは，一定の社会資源をどんな医療に優先的に配分すべきかが問題にされる。ここでは「治験と予防の優先関係」や「治験方法同士の優先関係」が問題の焦点になる。

ミクロ配分→p.42　医療資源の配分が問われる場面の一つ。臨床のレベルで，特定の医療サービスを誰に優先的に配分すべきかが問題にされる。患者を選抜するための基準としては，「医学的適合性」や「社会的貢献度」などが提案されている。また，あくまでも「公平性」を遵守するために「ランダムな選抜方法」を提唱する論者もいる。「誰が医療を受けるのか」を問題にすることは，結局は「誰が生き残るのか」を問題にすることである。きわめて深刻な場面であるといえる。

《10　国際的生命倫理》

生命倫理法→p.44　フランスにおいて1994年7月に公布された，①「人体の尊重に関する法律」，②「人体の要素と産物の提供と利用，生殖介助医療及び出生前診断に関する法律」，③「保健研究における記名データの扱いに関する法律」の三法の総称。その基本となる倫理原則は，(一)人体は不可侵であり，本人の同意なしに人体への介入は行えない，(二)人体とその一部・産物は財産権の対象にならない，の二点。この原則を民法典に組み込み①，それに従った規制ルールを保健医療法典などに定めている(②，③)。その後，2004年，2011年に改正された。2011年の改正では，生殖に対する医学的補助において，配偶子ドナーとなる女性は，出産経験のある者に限られていたが，配偶子提供促進のために条件を緩和し，成人なら出産経験がなくともドナーになれることにするなど，いくつかの改正がなされた。

胚保護法→p.45　ドイツでは，1990年6月に，遺伝子技術の応用を規制する「遺伝子工学法」が制定されたが，人の胚の保護に関しては，それとは別個に，1990年11月に「胚保護法」が制定された。胚の実験利用，代理出産，受精卵の遺伝子治療，性選択，クローニングなどを禁止し，違犯には刑事罰を科す厳しい内容となっている。その根底には，「人間の尊厳」(ドイツ基本法第1条)は受精の時点より始まるとする考え方がある。

人権と生物医学条約→p.45　通称「ヨーロッパ生命倫理条約」。生命科学技術の人への応用に関する倫理原則を定めた世界初の国際条約。欧州40カ国が加盟するヨーロッパ評議会(世界人権宣言を欧州で実現するための人権機関)が，1991年から起草作業を開始し，1996年11月に採択した。患者・被験者の同意の在り方，人体の商業化の禁止，臓器移植，ヒトゲノム研究などに関するルールを規定している。

《11 脳死と臓器移植》

子どもの脳死移植→p.49（関連） 子どもの脳死臓器提供が，1999年の臓器移植法施行により可能となった。脳死になった人が提供の意思を書面（意思表示カードなど）で残していることが必要で，提供者は民法で遺言が可能とされる15歳以上に限られていた。2010年に法が改正され，本人の拒否の意思表示がなければ家族の承諾により提供ができるようになった。これにより，15歳未満の子供からの臓器提供も可能となった。改正法施行後，5年間に7例が実施された。提供されなかった理由として，「施設の体制整備がまだ」「家族が提供を望まず」「虐待の疑いが否定できず」などが挙げられている。

和田心臓移植事件→p.50 1968年，日本初の心臓移植手術が行われた。札幌医科大学胸部外科医和田寿郎が，水死した21歳の男性（ドナー）の心臓を，心臓弁膜症の18歳の男性（レシピエント）に移植したものである。男性は，手術後83日目に亡くなった。この年の年末に和田は，死の判定と移植の必要性に関して殺人罪で告発された（結果は不起訴）。この事例の後，移植への論議が高まり，ふたたび日本で心臓移植が開始されるのには31年後の1999年までかかることになる。

親族優先提供→p.50 改正臓器移植法の一部が施行され，平成22年1月17日より，親族への優先提供が始まった。優先提供ができるのは，「本人」が15歳以上であり，親族へ優先提供の意思表示を書面により表示している場合である。親族とは，配偶者（事実婚は含まず），子ども（養子を含む），父母（養父母を含む）である。親族が移植希望登録者であることも必要である。臓器提供意思表示カードなどの意思表示欄に「親族優先」と記入する。このレシピエントの指定は，臓器移植法第二条4項の基本的理念の「公平」に反するのではないか，という疑問もある。

《12 人体の資源化・商品化》

遺伝情報の商品化→p.52（関連） 個人向けの遺伝子検査キットとは，唾液や口の中の粘膜などをとって検査会社に送れば，病気に対するリスク，体質，性格などがわかるというサービスである。企業にとって，それぞれのユーザーの体質にあわせたサプリメントや化粧品の販売が可能となる。こうした個人の遺伝子情報がビジネスに結びつくことは，人体の資源化商品化の典型ともいえる。

国際的な死体組織の取引→p.53（関連） 国際調査報道ジャーナリスト連合（ICIJ）の調査によれば，人体組織そのものを売り買いすることは各国で禁じられているが，遺族の同意に基づく「献体」などにより遺体の組織が提供され，非営利団体の組織バンクなどを通じて医療現場に届くのが本来の形だ。ところが，「人体組織ビジネス」は急成長を続け，規制の甘い旧ソ連・東欧が人体組織の「供給源」として狙われている。（中略）人体組織の最大の市場である米国では，年間約200万の人体組織由来の製品が売られているとみられ，この10年で2倍となった。

（2012年7月19日付　朝日新聞より）

売血→p.55 人体の資源化・商品化の実際は，かつての日本の売血問題に見ることができる。売血は，臓器売買問題にも相当する。日本では，売血は，1951年の民間血液銀行の設立からはじまった。当時，売血する者の中には，金銭を得るために過度の売血を繰り返す者たちがいた。質の悪い売血は，肝炎の感染の危険性や実際の血液の色から「黄色い血」と呼ばれた。1960年代中頃から，輸血用血液を献血でまかなう運動が展開され，売血液による輸血制度は廃止された。

《13　再生医療》

幹細胞→p.56　幹細胞とは，分裂して自分と同じ細胞を作る能力(自己複製能)と，別の種類の細胞に分化する能力を持ち，際限なく増殖できる細胞である。ヒトは受精後5日くらいになると，細胞数100個以上の胚盤胞になる。胚盤胞の内部の一方に偏った細胞のかたまり(内部細胞塊)が，幹細胞である。幹細胞から，さまざまな組織が発生する。内部細胞塊から分離した培養細胞が，胚性幹細胞(ES細胞)である。

iPS細胞バンク→p.58(関連)　iPS細胞バンクとは，京都大学iPS細胞研究所(CiRA，所長は山中伸弥)が，iPS細胞を再生医療向けに蓄えるために開始した細胞バンクである。作製された「マイiPS細胞」は，移植しても他家と認識されず，自己と認識されるので拒否反応はない。この自己と他家の区別は，白血球の型「HLA」の違いによる。HLAのタイプが完全に一致するのは数百万人に1人とも言われる。ただ，拒否反応が起こりにくい特殊なHLAのタイプがまれにいる。こうした人からiPS細胞を作って保管しておけば，応用範囲が広がる。75種程度の特殊なHLAのタイプのiPS細胞で，日本人の80〜90％をカバーできるとされている。

iPS細胞による病気の分析→p.58(関連)　iPS細胞の応用範囲として，再生医療以上に期待されている分野が病気の分析である。ある病気の患者のiPS細胞から病気の細胞をつくる。この細胞を分析し，予防と治療の手段を探ることができる。病気の発症までに20年以上かかる病気も，1か月くらいでシャーレのなかに再現できる。また，この方法によって，新薬の開発が，コストをかけず，しかも驚異的なスピードで進むことが予想されている。

《14　安楽死と尊厳死》

安楽死→p.60　安楽死とは，患者の死が目前に迫っており，苦痛が激しい場合に，安らかな死を迎えるようにすることである。まず安楽死には，医療行為のあり方による区別がある。「積極的安楽死」とは，致死量の薬物を投与するなどの行為によって患者を死に至らせること，「消極的安楽死」とは，生命維持治療の差し控えや中止によって患者の死期を早めること，「間接的安楽死」とは，苦痛を緩和するための措置が結果的に患者の死期を早めることである。次に，患者の意思のあり方にそった区別がある。「自発的安楽死」とは，判断能力のある患者の同意に基づく場合，「非自発的安楽死」とは，患者に意思を表明する能力がなく家族などの要請による場合，「反自発的安楽死」とは，判断能力のある患者の意向に反して行われる場合である。

尊厳死→p.60　尊厳死とは，患者の死が迫っている場合に，生命維持治療を開始しなかったり，治療を中止したりすることによって，人間らしさを保ちながら死を迎えるようにすることである。以前は安楽死と尊厳死が必ずしも明確に区別されずに論じられることもあったが，現在では，安楽死の分類に即して言えば，消極的安楽死を尊厳死と呼ぶことが多くなっている。

東海大学病院安楽死事件→p.63　1991年に東海大学医学部附属病院において，末期ガンの患者に対して，家族の強い要請に基づいて，主治医が治療を中止し，さらに薬物の投与によって患者を死に至らせた事件。患者本人の意思表示がなかったので医師が起訴され，横浜地方裁判所において，執行猶予つきの有罪判決が確定した。また，横浜地方裁判所は積極的安楽死や治療中止が認められるための要件を示した。この判決においては，治療中止が尊厳死と呼ばれている。

《15　終末期医療》

エンドオブライフケア→p.64（関連）　ターミナルケアに代わって用いられることが増えている用語であり、「人生の最終段階におけるケア」を広く意味する。もともとターミナルケアは末期ガンの患者に対するケアを中心に広まったが、エンドオブライフケアという場合は、余命が比較的予測しやすいガンなどの病気だけでなく、慢性疾患の患者や、筋萎縮性側索硬化症（ALS）のような神経変性疾患などによっていわゆる「寝たきり状態」にある患者へのケアも含めて捉えることができると考えられる。

アドバンスケアプランニング→p.64（関連）　患者やその家族と医療者が、情報や考え方を共有し、よく相談しながら治療に関する計画を共同して作成していくことをいい、「事前ケア計画」と訳されることもある。患者の意思や価値観を尊重するためのしくみの一つとして、近年注目を集めているが、多くの時間や手間がかかるという課題もある。

QALY（Quality-adjusted life year）→p.67（関連）　医療行為の効果を表す指標の一つ。「生命の質」で調節した生存期待年数のことであり、「質調節生存年数」と訳される。完全に健康な状態を1、死を0として、ある時点でのQOLを0と1の間の数字で表し、それと生存期待年数を掛けた値がQALY値となる。例えば、ある治療をすると麻痺といった後遺症が起こるが、10年間生存できるとして、後遺症が残った状態のQOLが0.7であるとすると、この患者QALY値は$0.7 \times 10 = 7$となる。ただし、QALYにも、QOLと同じように、人間は他人の生活の質を適切に評価できるとは限らず、実際よりも低く評価してしまう危険があり、特に個人や集団どうしのQALY値を比較することには問題もある。

《16　インフォームド・コンセント》

患者の権利章典→p.68　1960年代にアメリカを中心に、公民権運動、消費者運動、フェミニズム運動などが展開された。その潮流のなかで「患者の権利」を求める声がわき起こったのである。①医療を受ける権利、②自己決定の権利、③情報を得る権利、④秘密保持を得る権利、⑤尊厳を得る権利などが含まれる。「患者」を「病院」の顧客とし、どのようなサービスを提供するかと考えたのである。そして、アメリカ病院協会の「患者の権利章典」（1973年）や、世界医師会の「リスボン宣言」（1981年）などが発表された。

パターナリズム→p.69　ラテン語の「父」（pater）に語源を持つ。よって「父権主義」「家父長主義」「保護的温情主義」「後見的干渉主義」などと訳されることもある。父親が子どもの利益になるかと考えて何かと世話をするように、AがBの利益になるからという理由でBにあれこれと干渉することをいう。成人となれば、他者への危害をふくまない限り、たとえ当人にとって理性的にみて不利益な結果を生み出す場合でも、自己決定権の原則が適用されるが、これに対して「相手の利益になるように、相手の自由意志を踏みにじる行為」ともいえる。

知らないでいる権利→p.71　遺伝性疾患になるかもしれない可能性を、DNA検査で調べることができるようになった。あるいは、人工授精で非配偶者から精子を提供するAIDの場合には、子どもが父親のことを「知る権利」と同時に「知らないでいる権利」もある。果たして、人間の幸福とは「知る」ことばかりであろうか。「知らないでいる」ことの方が幸福であるという悩ましい課題がある。また、患者には病気の治療を拒む権利があるのだろうか。不治の病気ではなく、治療すれば完治できるのに、そのまま放置してもよいのだろうか。

《17 エンハンスメント》

医療化→p.72　従来は医療の問題ととらえられていなかった事象が，医療の対象に組み込まれること。たとえば，老人の「認知症」，子どもの「ADHD」というように，以前は社会生活の中で対処されてきた現象に医学的名称が与えられ，診断・治療の対象になってきた。こうした事例では，治療とエンハンスメントの要素が複雑に入り組み，両者の区別が難しいことが多い。無際限な医療化は，医療を求める動機づけを過剰に煽り，本来社会的に対処すべき問題を個人の責任に帰してしまう，としばしば批判されることがある。

ブレイン・マシン・インターフェース（BMI）→p.73　脳の出入力情報を電気信号として読み取り，機械やコンピュータと直接つないで制御する技術のこと。難病や障害のため動作や発話が困難な場合でも，「念じる」だけで家電，車椅子，ロボットアーム，パソコンなどを操ることができるようになるとして，実用化が期待されている。手術で体内に機器を埋め込む侵襲型にすれば信号伝達の精度は高まるが，脳に与えるダメージに対して未知の部分が大きい。また，軍事利用など用途の倫理的問題も指摘されている。

滑り坂論法→p.74（関連）　あることを容認することで，坂を滑り落ちるように，「それが許されるならこれも認められるはずだ」と歯止めが利かなくなる。だから，最初の一歩を踏み出すべきではないのだ，という論法のこと。遺伝子操作など，主に「治療」目的で開発されているさまざまな新技術の多くは，非倫理的な人間改造へと容易に転用しうる。このような場合，「ここから先は非倫理的で容認できない」という線引きは恣意的かつ曖昧になりやすく，人間の欲望は必ずその一線を越えようとする，という認識がこの議論の背景にある。

《18　医療倫理の四原則》

ヒポクラテスの誓い→p.76　古代ギリシアの医師ヒポクラテスの名を冠する医師の倫理規範であるが，実際には後の時代に成立したと考えられている。その内容の主な要点は，医術の師を尊敬すること，知識の伝授を弟子に限定すること，患者の利益に尽くして害を与えないこと，致死薬や堕胎薬を与えないこと，専門外のことは専門家に任せること，患者を差別しないこと，秘密を厳守することなどである。患者の自律や自己決定という観点が薄いことなどが批判されるが，善行や無危害，生命の尊厳につながる考え方が示されており，医の倫理の原点である。

倫理と倫理学→p.76　倫理とは，もともとは，人々の間で守られるべきすじみち，人間のよい生き方，社会で広く認められている行動や生活のしかた，といった意味がある。現代における倫理学が扱う倫理は，主に，人間の理想の生き方，人間が社会において守るべきルール，善悪や正不正の判断基準となる原理，といった意味がある。また，倫理学は哲学の一つの分野であり，さしあたり哲学とは，物事をつきつめて考える学問である。つまり倫理学とは，大まかに言うと，人間はどう生きるべきか，社会はどうあるべきか，善悪や正不正の判断基準は何か，といった問題をつきつめて論じるものである。

決疑論→p.79　決疑論とは，もともとは一般的な倫理規範を個別の事例に適用して道徳判断をするための議論の方法をいい，キリスト教，特にカトリックにおいて重視され，良心が判断に迷う事例をどのように考えればよいかが議論された。歴史的には，決疑論は，フランスの思想家パスカルによって，ご都合主義的であると批判されたが，個別の事例において規範や原則をどのように適用すればよいかという問題は，現代でも重要であろう。

《19　看護倫理》

ナイチンゲール→p.80　ナイチンゲールは，1820年5月12日にイギリスの裕福な家庭に生まれた。幼少期からさまざまな教育を受け，看護婦になったナイチンゲールは，その後クリミア戦争に従軍する。戦地の不衛生な環境を是正し，その効果を統計学に基づき軍の上層部に示したことから，統計学者としても優秀であったとされる。その働きぶりから「クリミアの天使」とも呼ばれ，看護師が「白衣の天使」と呼ばれる由来でもある。戦地から戻った後も看護学校設立など精力的に活動し，90歳でこの世を去った。近代看護教育の生みの親とも呼ばれ，ナイチンゲールの誕生日である5月12日は「国際看護師の日」とされている。

チーム医療における看護師→p.82（関連）　チーム医療とは，多職種の医療専門職が関わり治療やケアを行うことである。近年，医療者に対するチーム医療の社会的要請は高まっている。看護師は患者の一番身近にいる医療者として，患者の意思を代弁する役割があるとされる（アドボケーター）。患者を中心に，それぞれの医療専門職がその専門性を発揮できるよう調整する役割も看護師に求められている（調整者）。厚生労働省は，2010年より「チーム医療推進会議」を設立し，看護師の業務範囲の検討等について議論を進めている。

保健師助産師看護師法→p.82　この法律は，保健師，助産師及び看護師の資質を向上し，もって医療及び公衆衛生の普及向上を図ることを目的としており，通称「保助看法」と呼ばれる。昭和23年に制定され，以後20回以上の改正が行われている。保健師，助産師，看護師の国家資格を法律上規定し，業務内容や罰則について定めている。

より専門性の高い医療行為を，医師または歯科技師の判断を待たずに実施することができる看護師を育成するため，2015年10月より新たに特定行為に係る看護師の研修制度が施行された。

《20　ケアの倫理》

ケア→p.84　ケアは，本文にあるように従来身体的な世話等を表す用語として使用されてきた。身体的な世話により対象者との相互作用が促進され，対象者の心身が安楽になることから，「療養上の世話」もしくは，「生活の支援」としてのケアに看護の独自性を見出そうとしてきた歴史が長いと日本看護協会は指摘している。看護職にとっての重要なキーワードである。

一方で，ケアは看護師のみではなく医師や介護士など他の医療職，さらには母が子をケアするなど全ての人が行う行為である。

ケアリング→p.85　日本看護協会の2007年「看護にかかわる主要な用語の解説」の中では，ケアリングは次のように説明されている。『1.対象者との相互的な関係性，関わり合い，2.対象者の尊厳を守り大切にしようとする看護職の理想，理念，倫理的態度，3.気づかいや配慮，が看護職の援助行動に示され，対象者に伝わり，それが対象者にとって何らかの意味（安らかさ，癒し，内省の促し，成長発達，危険の回避，健康状態の改善等）をもつという意味合いを含む。また，ケアされる人とケアする人の双方の人間的成長をもたらすことが協調されている用語である。』

看護の世界における代表的なケアリング理論の理論家としてアメリカの看護学者ジーン・ワトソン（1940〜）がいる。その他にも，多数研究者が存在するが，統一した概念・定義はまだ得られていない。

ナラティブ・エシックス→p.86　ナラティブ（narrative）とは物語の意味である。日本語では「物語倫理」と呼ばれることもある。原則主義に対する，別の問題解決の考え方として1980年代より提起され始めた。個人一人ひとりにそれぞれ固有の物語があり，その個別性・独自性に注目することで適切な倫理判断を行うというものである。

《21　動物愛護と倫理》

工場畜産→p.88　食肉に加工される牛や鶏などの家畜を放牧や平飼いでなく，大量に効率的に飼育するのが工場畜産で，20世紀中葉以降広がった。狭い工場内で家畜に飼料を与えて肉の味をよくするが，飼料を消化しきれない家畜は，密集した不衛生な環境のため病気になりがちで，抗生物質が投与されたりする。このような工場畜産では，大量の排泄物や温室効果ガスが生まれ，大量に与えられる飼料が，世界の食糧事情を悪化させているともいえる。

他者危害原理(Harm Principle)→p.90　当人の意思に反して行なわれる正当な権力行使(＝個人の自由の制限)の目的は，他者への危害の防止にあるという原理で，J.S.ミル『自由論』にその着想を得ている。ミルは，危害を①自分に関わるものと②他人に影響を及ぼすものとに分け，②の危害の防止がリベラルな社会における権力行使の唯一の根拠だとしている(この原理は成人を対象にしたものであり，①は愚行権とも言われる)。ただ自分自身への危害と他人への危害を区別するのはなかなか難しい。個人の自由に任せておくと，当の個人に不利益がもたらされるため，お節介的に規制することをパターナリズムと言うが，ヘルメット着用義務はこの例の一つである。

環境エンリッチメント→p.91　飼育動物にストレスを与えず，本来ふさわしい環境を提供して，生理・環境・栄養・行動・社会的な欲求が満たされることで，幸福な状態をもたらそうという考え方。動物実験にまつわる問題から出てきた考えで，単に苦痛を与えない方法で実験すべしという段階から，飼育の環境そのものを動物にとって快適なものにすべしという段階へと移そうというものである。動物の利用を前提にしている点で，環境エンリッチメントの基礎には動物の福祉の考えがある。

《22　セクシュアリティと性の多様性》

セックス・ジェンダー→p.92(関連)　生物学的性別や性差を意味するセックスに対して，ジェンダーは社会的・文化的に作られた性別，性差を意味する。このジェンダーの形成において，セックスと関わりがあるのか，あるいはまったく社会によって構成されたものと見るかについては議論がある。

ＬＧＢＴ→p.93　性的少数者が社会的な認知を求めて積極的に活動するなかで，1990年代から使われるようになった。Ｌは女性同性愛者(レズビアン)，Ｇは男性同性愛者(ゲイ)，Ｂは両性愛者(バイセクシュアル)，Ｔは性同一性障害者(トランスジェンダー)を意味する。厳密にいえば，Ｌ，Ｇ，Ｂが性的指向に関わるのに対し，Ｔは性自認に関わる概念であるが，ともに社会的な少数者として差別，迫害を受けてきたこと，また性の多様性を訴える立場から，区別せずに並列される。またこれに性分化疾患に関わる両性具有(インターセックス)のＩを加えたLGBTIや，無性愛(Aセクシュアル)のAを加えたLGBTAといった新しい略称も現れている。アメリカでは成人の10人に1人はＬＧＢＴであるといわれているが，日本でも5.2％がＬＧＢＴであるとする統計がある。(2012年12月，電通ダイバーシティー・ラボ，7万人対象の調査)

異性愛・同性愛→p.94　人の性的指向としては異性愛，同性愛，また両性愛，全性愛，無性愛があるが，性的少数者は社会的な差別や偏見にさらされてきた。同性愛に限っても，1861年まで，イギリスでは同性愛は男色(ソドミー)罪として死刑に処せられていた。アメリカ精神医学会が『精神疾患の分類と診断の手引き』からホモセクシュアリティを外したのは1973年のことであった。

《23　東洋の生命観と医療》

アニミズム→p.96　気息や霊魂を意味するラテン語のアニマから，自然世界のすべてのものに霊的なもの(アニマ)が宿り，生きているという自然観。生物・無機物を問わず，さまざまな霊的存在への信仰を意味する。19世紀後半，イギリスの人類学者E・B・タイラーが著書『原始文化』(1871年)の中で使用した。

イノチ・タマ→p.96　イノチは生きた身体に宿っているものであり，タマはイノチある身体に憑いて，イノチに活力を与えるものである。また，イノチが身体の死とともに消滅するものであるのに対し，タマは身体の死とともに身体から遊離するとされる。霊魂に身体の死とともに消滅する「身体霊」と，死後，身体から離れて存在する「浮遊霊」を認める二元的な霊魂観は世界各地に分布するが，日本のイノチとタマもこれと同様のものである。

魂魄→p.97　中国の道教では，魂は精神を支える気，魄は肉体を支える気のことを指す。また易の思想では，魂は陽に属して天に帰し，魄は陰に属して地に帰すと考えられていた。このように中国の霊魂観も，身体から自由に遊離する魂と，身体とともに存在し，消滅する魄という二元的霊魂観に立っているといえよう。

輪廻→p.98　生き物が無限の生死を繰り返すという輪廻転生の観念は世界各地にあり，古代ギリシアのピタゴラスやプラトンなどにもみられるが，この観念にもっとも古くから関わってきたのはインドであった。たとえば，古代インドの宗教哲学ウパニシャッドのプラヴァーハナの説くところによれば，人が死に火葬されると，①月に入り，②雨となり，③大地から食供物となり，④男子の精子となり，⑤母胎に入って再生する，とされる。

《24　西洋の生命観と医療》

プシュケー・アニマ・プネウマ→p.100　古代ギリシア語のプシュケーは「息を吐く」という動詞から生き物の魂を意味するようになり，ラテン語のアニマも「息」から生命を意味するものとなった。ギリシア語のプネウマは本来，風，大気(空気)の意味であったが，大気を呼吸することによって体内に取り込まれる「精気」を意味するようになり，プネウマはやがて生命の象徴となった。古くから人々は，生き物と呼吸の密接な関係に気づいていた。

目的論的自然観→p.101　アリストテレスは，あらゆる事物は質料(ヒュレー)と形相(エイドス)によって構成され，それぞれの事物は形相を実現すべき目的として運動すると考えた。生物の成長発展であれ，物理的現象としての運動であれ，万物はそれぞれの目的に向かって運動変化するとする自然認識を目的論的自然観という。

機械論的自然観→p.102　自然の変化や運動について，内的な目的や意志的な霊魂の働きといった要素を排除し，ただ物質的な諸要素の運動として理解する自然観を機械論的自然観という。このような自然観は，古代ギリシアの自然哲学にも見ることができるが，近代的な機械論的自然観は，デカルトの物心二元論(心身二元論)によって鮮明になった。

心身問題→p.102(関連)　心身問題とは，人間の心と身体の関係に関する問題である。古代インドや古代ギリシアから，今日の最新の自然科学(たとえば大脳生理学など)にまで，綿々と議論が続いてきた。この問題の大きな転換点はデカルトの「物心二元論」であったが，デカルトは，精神と身体を全く異なった原理で存在するものとした上で，精神と身体の相互作用は松果腺(間脳の視床上部にある小さな器官)を介して行われることを示唆した。しかしそれ以上の説明はできなかった。

《25 近代医学へのまなざし》

医原病→p.105 医原病とは,医療によって作り出される病気の総称で,イリイチはこの「医原病」という概念で近代医療への根本的批判を展開した。臨床的医原病とは専門的な治療を直接原因とするさまざまな障がいをさす。それは医療行為の錯誤によって発生する障がいだけでなく,正当な治療行為の結果や,医療ミスを隠蔽するために行われる不法行為までを含んで批判される。社会的医原病では,医療が巨大なビジネスと化し,過医療化する現代社会が批判される。そして文化的医原病とは,専門的な医療活動によって,自分の健康を自分で管理するという生き方(文化)が破壊され,人々の自律性が失われていることが批判される。病気の治療を通じて人々は医師に全面的に依存し,自己の死においてさえその主体性を喪失しているのである。

特異的病因説→p.106 19世紀末,パストゥールやコッホは,有毒な細菌を健康な動物に入れることで病気を発症させることに成功し,「特異的病因説」を唱えた。これにより,数多くの病気を発症させる病原性の細菌の特定に成功したが,そのときコッホが立てた原則は,(1)特定の伝染病になった個体からは,特定の病原微生物が必ず発見される,(2)その病原微生物は生体外で分離,培養される,(3)それを純粋に培養したもので原病が再現できるとき,その病原微生物がその病気の原因であることが証明される,とするもので,これを「コッホの3原則」という。

体液や血液のアンバランスというような曖昧な表現に終始した古典的な医術にはない論理性と明快さを備えた「特異的病因説」は,近代西洋医学の理論的な支柱となったが,この「特異的病因説」で,病気の発症の全てを説明できるわけではない。

《26 健康と病気》

ホモ・パティエンス→p.108 人間をホモ・サピエンス(理性的存在),ホモ・ファーベル(工作的存在)と規定するならば,人間が個人としてではなく,一般人として捉えた抽象的な存在となる。しかし,現実に生きる人間は,何よりも医者や病者を問わず,人間の誰もが苦しみ,悩む存在であり,ホモ・パティエンスである。また,池辺義教は「パティエンス(patiens)とは,ギリシア語のパトスに由来し,一つには能動に対する受動を意味し,第二はロゴスに対立する感性や感情を意味する。」とし,「精神・身体的存在である人間だけが,受動を感じる存在であり,感情の存在である。」(『医の哲学』行路社)という。

養生→p.110 養生とは「身を保ち生を養う」ということであり,人間として最も大切な倫理として位置づけられ,単なる健康法ではなく,生き方に関わるものである。日本人が民衆レベルで「健康」を意識するようになったのは,江戸時代の元禄以降のことである。貝原益軒の『養生訓』をはじめ,100種以上の養生書が刊行された。自分の健康や病気を安易に医療に依存するのではなく,自然治癒力や自己回復力により病気も自然に癒すという考え方が随所に説かれている。

結核→p.111 結核菌による感染症の総称である。古代エジプトの第21王朝(前1000年頃)のミイラにも結核感染の痕跡が認められ,かなり古い歴史を持つ病気である。1882年にドイツのコッホにより結核菌が発見されたが,適切な治療法も予防策もなかった。1940年以降にストレプトマイシンなどの化学療法や,X線検査により,患者が激減した。結核は,イギリスの産業革命による工業化や都市化が進行する時期に蔓延した。かつては,労咳,肺労,伝屍などと呼ばれ,特に劣悪な環境の炭鉱労働者に患者が多かった。

《27 病者への差別と排除》

光田健輔→p.113　光田健輔は,ハンセン病の研究で知られ,国立長島愛生園の初代園長であり,戦後になってハンセン病治療で活躍したことで文化勲章を受章した。しかし,1943年に特効薬プロミンが開発され,治療が進んでいたにもかかわらず,1953年の「らい予防法」の制定において,強制隔離政策を存続させたことに対する批判がある。光田に関しては毀誉褒貶があるが,光田をスケープゴートにするのではなく,社会がハンセン病者のことを忘却していた事実を重く受け止めなければならないであろう。

神谷美恵子→p.113　神谷美恵子は,精神科医である。津田英学塾時代に多磨全生園を訪れ,大きな衝撃を受けた。東京女子医学専門学校の在学時に,岡山県の長島愛生園を訪問し光田健輔と出会う。戦後になり,長島愛生園の精神医学調査を始め,後に愛生園の精神科医長に就任した。代表作に『生きがいについて』,翻訳書にマルクス・アウレリウスの『自省録』がある。

呉秀三→p.115　呉秀三(1865〜1932)は,欧州留学後に東京帝国大学医科大学教授に任じられ,東京府巣鴨病院医長を嘱託された。巣鴨病院では,精神病者に使用していた手錠,足枷,鎖などの拘束具を直ちに廃止し,作業療法を開始し,遊戯室を設け,病室を改造した。当時の病名についても呉は「狂」の字を取り除いた。1918(大正7)年には,『精神病者私宅監置ノ実況及ビ其統計的観察』を発表した。また,1919(大正8)年に,手狭な巣鴨病院は,荏原郡松沢村上北沢(現世田谷区上北沢)に移り,東京府立松沢病院となった。呉は,その初代院長となった。また,日本神経学会を発足させるなど,日本の精神医学の進展に貢献した。医学史においては,シーボルトの研究もある。なお,歌人斎藤茂吉が巣鴨病院医員であった時に,呉が医長であった。

《28 感染症の歴史》

疱瘡→p.117　天然痘,痘瘡ともいう。疱瘡の発源地については諸説あるが,インドが有力とされる。その後,インドから各地に仏教が伝播していった経路であるシルクロードをたどり,疱瘡が流行した。日本では,『続日本紀』によると,奈良時代の735年に大宰府管内で流行し,737年に再び大宰府管内で流行し,畿内にまで及んだ。藤原不比等の四子や橘諸兄の弟佐為も,罹患し没した。その後も,鎌倉時代,室町時代を経て,江戸時代においても間歇的に流行した。幕末において,鎮西八郎為朝が描かれた疱瘡除けの錦絵が多く売られた。疱瘡神が,為朝に恐れをなし八丈島に上陸できなかったことに由来する。幕末には,牛痘接種が行われるようになった。

ペスト→p.117　ペストが,日本にはじめて上陸したのは,酒井シヅによれば,1896(明治29)年で,香港から横浜港に入港した米船の中国人船客であったという。1899(明治32)年には,45名のペスト患者が発生し,40名が死亡した。東京市はペスト対策のために,同年20万匹のネズミ捕獲作戦を立て,一匹五銭で買い上げることにしたという(『病が語る日本史』より　講談社)。

コレラ→p.117　コレラ菌は,1884年にコッホによって発見された。元来,インドのベンガル地方に多く発生していたが,1817年のインド国内での異常な流行の後,パンデミー(世界的流行)となった。その後,19世紀末までに5回のパンデミーが記録されている。日本が最初にコレラに見舞われたのは1822(文政5)年のことであり,「三日ころり」と呼ばれ,恐れられた。さらに,日米修好通商条約が結ばれた1858(安政5)年の安政のコレラ大流行では,江戸で多くの死者を出した。なお,仮名垣魯文が『安政箇労痢流行記(あんせいころりりゅうこうき)』を著しており,その中に,混雑する江戸の火葬場の様子を描いた挿絵がある。

《29　老いの価値と尊厳》

熊野観心十界曼荼羅→p.120　熊野比丘尼が信仰の普及と拡大に努めるために携行したのが「熊野観心十界曼荼羅」という絵図である。比丘尼は，この絵を往来にかけて「絵解き」と呼ばれる解説を行い，熊野の参詣や募金を勧めたのであった。画面の上半分には，虹のような半円形を描き，右端の乳児から成長し，壮年から老人へと人の人生を配している。左端は「人生の坂道」「老いの坂」である。また下半分には，凄惨な地獄の様子が生々しく描かれ，恐怖感をあたえている。

杉田玄白→p.122　若狭小浜藩の藩医の杉田玄甫の子である。名は翼，字は子鳳。江戸の人で，幕府の医官西玄哲に外科を学び，西幸作によってオランダ外科を知った。前野良沢，中川淳庵らとオランダ語の解剖書『ターヘル・アナトミア』を訳述し，1774（安永3）年に『解体新書』を刊行した。日本最初の西洋医学の翻訳書である。翻訳の苦心談は『蘭学事始』で有名である。第一回の会を回想し「誠に艫舵なき船の大海に乗り出せしが如くに茫洋とて寄るべきかたもない有様」であったと記している。また『解体新書』で，はじめて「神経」の語句をつくった。

斎藤茂吉→p.123　山形県上山金瓶村から上京し，東京帝国大学医科大学を卒業し，東京府立巣鴨病院医員を経て，長崎医学専門学校教授となり，オーストリア，ドイツへ留学した。オーストリアのウィーン大学神経学研究所にて，マールブルク教授の指導の下で，「麻痺性痴呆者の脳図」にて学位を取得した。帰国後は，養父である斎藤紀一の経営していた青山脳病院が火災で焼失したため，その再建に奔走し，その後院長となった。臨床医だけではなく病院経営にも腐心した。当時の精神病者への否定的な眼差しのなかで，病者の逃走や，暴力，自殺などの課題に対し，病者に寄り添い，その解決に献身的に当たったのであった。

《30　環境倫理》

世代間の責任倫理→p.125　現在世代は未来世代の生存可能性について責任がある，という考え方。未来世代に対して現在世代が担うべき責任についての原理的基礎づけは，ハンス・ヨナス著『責任という原理』においてなされている。ヨナスは，責任の原型を，乳飲み子に対する親の責任に求める。そして，親に依存する乳飲み子に対し親が責任を負うように，現在世代にその存在を依存する未来世代に対し現在世代は責任を負う，とする。

自然の権利訴訟→p.126　1972年にC・ストーンは，自然物も法的に保護される権利があると主張した。具体的には，破壊の危機にある自然物にも裁判の原告適格を認め，環境保護団体などが後見人となって，開発などの差し止めを求める裁判を起こすことができると提唱した。その後，アメリカでは，「自然の権利訴訟」が次々と起こされ，原告勝訴の例もある。日本でも，1995年以降，アマミノクロウサギ，ムツゴロウなどを原告とした訴訟が起こされている。

地球サミット→p.127　1992年6月にブラジルのリオデジャネイロで開催された，地球環境保全のための国際会議「環境と開発に関する国連会議（UNCED）」のこと。1972年の国連人間環境会議（ストックホルム）の20周年を記念して開かれ，約180カ国の代表と約8000の非政府組織（NGO）が参加した。持続可能な開発を目指した「リオ宣言」と，そのための行動計画である「アジェンダ21」が採択され，また，「気候変動枠組み条約」および「生物多様性条約」の調印，「森林原則宣言」など，計5本の柱からなる。

巻末資料

【ヒポクラテスの誓い】

　医師アポローン，アスクレーピオス，ヒュギエィア，パナケィアをはじめ，すべての男神・女神にかけて，またこれらの神々を証人として，誓いを立てます。そしてわたしの能力と判断力の限りをつくしてこの誓いとこの約定を守ります。この術をわたしに授けた人を両親同様に思い，生計をともにし，この人に金銭が必要になった場合にはわたしの金銭を分けて提供し，この人の子弟をわたし自身の兄弟同様とみなします。そしてもし彼らがこの術を学習したいと要求するならば，報酬も契約書も取らずにこれを教えます。わたしの息子たち，わたしの師の息子たち，医師の掟による誓約を行って契約書をしたためた生徒たちには，医師の心得と講義その他すべての学習を受けさせます。しかしその他の者には誰にもこれをゆるしません。わたしの能力と判断力の限りをつくして食餌療法を施します。これは患者の福祉のためにするのであり，加害と不正のためにはしないようにつつしみます。致死薬は，誰に頼まれても，けっして投与しません。またそのような助言をも行いません。同様に，婦人に堕胎用器具を与えません。純潔に敬虔にわたしの生涯を送りわたしの術を施します。膀胱結石患者に截石術をすることはせず，これを業とする人にまかせます。どの家に入ろうとも，それは患者の福祉のためであり，あらゆる故意の不正と加害を避け，とくに男女を問わず，自由民であると奴隷であるとを問わず，情交を結ぶようなことはしません。治療の機会に見聞きしたことや，治療と関係なくても他人の私生活についての洩らすべきでないことは，他言してはならないとの信念をもって，沈黙を守ります。もしわたしがこの誓いを固く守って破ることがありませんでしたら，永久にすべての人々からよい評判を博して，生涯と術を楽しむことをおゆるし下さい。もしこれを破り誓いにそむくようなことがありましたならば，これとは逆の報いをして下さい。
（ヒポクラテス著　小川政恭訳『古い医術について』岩波書店，岩波文庫，1988年，191-192頁）

【ニュールンベルグ綱領】(1947年)

　人間に対するある種の医学的実験は，それが充分納得のいく範囲内で，医療の倫理に依拠しておこなわれるときは，われわれの明証性の大きな重みを提示するものである。人体実験の推進者たちは，そのような実験が他の研究法や手段では得られない社会の善となる結果を生むという理由で，その見解の正当性を主張している。しかしながら，道徳的，倫理的および法的な考え方を満足するためには，いくつかの基本的原則を遵守しなければならぬことについては，だれしも認めるところである。
（以下略）
（中川米造訳，『日本医師会雑誌』1990年，103-4号　529頁所収）

【世界医師会　ヘルシンキ宣言—人間を対象とする医学研究の倫理的原則】(1964年採択，2013年修正)

序文

1　世界医師会（WMA）は，特定できる人間由来の試料およびデータの研究を含む，人間を対象とする医学研究の倫理的原則の文書としてヘルシンキ宣言を改訂してきた。
　本宣言は全体として解釈されることを意図したものであり，各項目は他のすべての関連項目を考慮に入れて適用されるべきである。
2　WMAの使命の一環として，本宣言は主に医師に対して表明されたものである。WMAは人間を対象とする医学研究に関与す

る医師以外の人々に対してもこれらの諸原則の採用を推奨する。
一般原則
3　WMAジュネーブ宣言は、「私の患者の健康を私の第一の関心事とする」ことを医師に義務づけ、また医の国際倫理綱領は、「医師は、医療の提供に際して、患者の最善の利益のために行動すべきである」と宣言している。
4　医学研究の対象とされる人々を含め、患者の健康、福利、権利を向上させ守ることは医師の責務である。医師の知識と良心はこの責務達成のために捧げられる。
5　医学の進歩は人間を対象とする諸試験を要する研究に根本的に基づくものである。
6　人間を対象とする医学研究の第一の目的は、疾病の原因、発症および影響を理解し、予防、診断ならびに治療(手法、手順、処置)を改善することである。最善と証明された治療であっても、安全性、有効性、効率性、利用可能性および質に関する研究を通じて継続的に評価されなければならない。
7　医学研究はすべての被験者に対する配慮を推進かつ保証し、その健康と権利を擁護するための倫理基準に従わなければならない。
8　医学研究の主な目的は新しい知識を得ることであるが、この目標は個々の被験者の権利および利益に優先することがあってはならない。
9　被験者の生命、健康、尊厳、全体性、自己決定権、プライバシーおよび個人情報の秘密を守ることは医学研究に関与する医師の責務である。被験者の保護責任は常に医師またはその他の医療専門職にあり、被験者が同意を与えた場合でも、決してその被験者に移ることはない。
10　医師は、適用される国際的規範および基準はもとより人間を対象とする研究に関する自国の倫理、法律、規制上の規範ならびに基準を考慮しなければならない。国内的または国際的倫理、法律、規制上の要請がこの宣言に示されている被験者の保護を減じあるいは排除してはならない。(以下略)

(日本医師会訳・日本医師会HP(http://www.med.or.jp/wma/helsinki.html)より抜粋)

【世界医師会　患者の権利に関するWMAリスボン宣言】(1981年採択，2005年修正)
序文
　医師、患者およびより広い意味での社会との関係は、近年著しく変化してきた。医師は、常に自らの良心に従い、また常に患者の最善の利益のために行動すべきであると同時に、それと同等の努力を患者の自律性と正義を保証するために払わねばならない。以下に掲げる宣言は、医師が是認し推進する患者の主要な権利のいくつかを述べたものである。医師および医療従事者、または医療組織は、この権利を認識し、擁護していくうえで共同の責任を担っている。法律、政府の措置、あるいは他のいかなる行政や慣例であろうとも、患者の権利を否定する場合には、医師はこの権利を保障ないし回復させる適切な手段を講じるべきである。(以下略)

(日本医師会訳・日本医師会HP(http://www.med.or.jp/wma/lisbon.html)より抜粋)

【アメリカ病院協会　患者の権利章典】(1973年承認)
　アメリカ病院協会は、以下の患者の諸権利を尊重することがより効果的な患者のケアならびに患者、その医師および病院組織のより大きな満足に貢献するという期待をもって、患者の権利章典を発表する。(略)医師と患者との間の個人的な関係が適切な医療ケアにとって必須であることは認識されている。伝統的な医師＝患者関係は、ケアが組織的に施されるとき、新たな局面を迎える。判例は、医療機関もまた患者に対する責務を負うことを確立している。これらの諸要素の承認のもとに、これらの権利が確認されるのである。
1．患者は、思いやりのある、丁重なケアを受ける権利を有する。
2．患者は、自分の診断・治療・予後について完全な新しい情報を自分に十分に理解でき

る言葉で伝えられる権利がある。そのような情報を患者に与えることが医学的見地から適当でないと思われる場合は，本人に代わる適当な人に伝えられなければならない。患者は，自分に対するケアを調整する責任をもつ医師は誰であるか，その名前を知る権利がある。

3．患者は，何らかの処置や治療をはじめる前に，インフォームド・コンセントを与えるのに必要な情報を医師から受ける権利がある。緊急時を除いて，そのようなインフォームド・コンセントのための情報は，少なくとも特定の処置や治療，医学上重大なリスクや無能力状態がつづくと予想される期間を含まなければならない。ケアや治療について医学的に見て有意義な代替の方策がある場合，あるいは患者が医学的に他にも方法があるなら教えてほしいといった場合は，患者はそのような情報を受け取る権利をもっている。患者はまた，処置や治療について責任を有する人の名前を知る権利を有する。

4．患者は，法が許す範囲で治療を拒絶する権利があり，またその場合には医学的にどういう結果になるかを知らされる権利を有する。

5．患者は，自分の医療ケアプログラムに関連して，自己のプライバシーについてあらゆる配慮を求める権利がある。症例検討や専門医の意見を求めることや検査や治療は秘密を守って慎重に行われなくてはならない。ケアに直接かかわるもの以外は，患者の許可なしにその場に居合わせてはならない。

6．患者は自分のケアに関係するすべての連絡や記録が守秘されることを期待する権利を有する。

7．患者は病院がその能力の範囲内において，患者のサービスについての要求に答えることを期待する権利を有する。病院は症例の緊急度に応じて診察やサービスや他医への紹介などを行わなくてはならない。転院が医学的に可能な場合でも，転院がなぜ必要かということと転院しない場合にどういう代案があるかということについて完全な情報と説明とを受けた後でなければ，他施設への移送が行われてはならない。転院を頼まれた側の施設は，ひとまずそれを受け入れなくてはならない。

8．患者は，かかっている病院が自分のケアに関するかぎりどのような保健医療施設や教育機関を有しているかに関する情報を受け取る権利を有している。患者は，自分を治療している人たちの間にどのような専門職種としての［相互の］関わり合いが存在するかについての情報を得る権利を有する。

9．病院側がケアや治療に影響を与える人体実験を企てる意図がある場合は，患者はそれを通報される権利があるし，その種の研究プロジェクトへの参加を拒否する権利を有している。

10．患者は，ケアの合理的な継続性を期待する権利を有する。患者は，予約時間は何時で医師は誰で診療がどこで行われるかを予め知る権利を有する。患者は，退院後の継続的なケアについて，医師またはその代理者から知らされる仕組みを病院が備えていることを期待する権利を有する。

11．患者は，どこが医療費を支払うにしても請求書を点検し説明を受ける権利を有する。

12．患者は，自分の患者としての行動に適用される病院の規定・規則を知る権利を有する。（略）病院は，疾病の予防および治療ばかりでなく，医療関係者および患者の教育ならびに臨床研究を遂行するための多くの機能を持っている。これらすべての活動は，患者に対する多大な配慮とともに，そして，とりわけ，患者の人間としての尊厳の承認を伴って行われなければならない。こうした尊厳の承認が，患者の諸権利の擁護を保障するのである。

（厚生省健康政策局医事課編『生命と倫理を考える』医学書院，1985年所収）

【日本看護協会　看護者の倫理綱領】（2003年）
前文
　人々は，人間としての尊厳を維持し，健康で幸福であることを願っている。看護は，このような人間の普遍的なニーズに応え，人々の健康な生活の実現に貢献することを使命と

している。

　看護は，あらゆる年代の個人，家族，集団，地域社会を対象とし，健康の保持増進，疾病の予防，健康の回復，苦痛の緩和を行い，生涯を通してその最期まで，その人らしく生を全うできるように援助を行うことを目的としている。

　看護者は，看護職の免許によって看護を実践する権限を与えられた者であり，その社会的な責務を果たすため，看護の実践にあたっては，人々の生きる権利，尊厳を保つ権利，敬意のこもった看護を受ける権利，平等な看護を受ける権利などの人権を尊重することが求められる。

　日本看護協会の『看護者の倫理綱領』は，病院，地域，学校，教育・研究機関，行政機関など，あらゆる場で実践を行う看護者を対象とした行動指針であり，自己の実践を振り返る際の基盤を提供するものである。(略)

条文

1．看護者は，人間の生命，人間としての尊厳及び権利を尊重する。

2．看護者は，国籍，人種・民族，宗教，信条，年齢，性別及び性的指向，社会的地位，経済的状態，ライフスタイル，健康問題の性質にかかわらず，対象となる人々に平等に看護を提供する。

3．看護者は，対象となる人々との間に信頼関係を築き，その信頼関係に基づいて看護を提供する。

4．看護者は，人々の知る権利及び自己決定の権利を尊重し，その権利を擁護する。

5．看護者は，守秘義務を遵守し，個人情報の保護に努めるとともに，これを他者と共有する場合は適切な判断のもとに行う。

6．看護者は，対象となる人々への看護が阻害されているときや危険にさらされているときは，人々を保護し安全を確保する。

7．看護者は，自己の責任と能力を的確に認識し，実施した看護について個人としての責任をもつ。

8．看護者は，常に，個人の責任として継続学習による能力の維持・開発に努める。

9．看護者は，他の看護者及び保健医療福祉関係者とともに協働して看護を提供する。

10．看護者は，より質の高い看護を行うために，看護実践，看護管理，看護教育，看護研究の望ましい基準を設定し，実施する。

11．看護者は，研究や実践を通して，専門的知識・技術の創造と開発に努め，看護学の発展に寄与する。

12．看護者は，より質の高い看護を行うために，看護者自身の心身の健康の保持増進に努める。

13．看護者は，社会の人々の信頼を得るように，個人としての品行を常に高く維持する。

14．看護者は，人々がよりよい健康を獲得していくために，環境の問題について社会と責任を共有する。

15．看護者は，専門職組織を通じて，看護の質を高めるための制度の確立に参画し，よりよい社会づくりに貢献する。

(日本看護協会HP(http://www.nurse.or.jp/nursing/practice/rinri/rinri.html)より抜粋)

【ヒトゲノムと人権に関する世界宣言】(1997年)
A．人間の尊厳とヒトゲノム

第1条　ヒトゲノムは，人類社会のすべての構成員の根元的な単一性並びにこれら構成員の固有の尊厳及び多様性の認識の基礎となる。象徴的な意味において，ヒトゲノムは，人類の遺産である。

第2条(a)　何人も，その遺伝的特徴の如何を問わず，その尊厳と人権を尊重される権利を有する。

(b)　その尊厳ゆえに，個人をその遺伝的特徴に還元してはならず，また，その独自性及び多様性を尊重しなければならない。

第3条　ヒトゲノムは，その性質上進化するものであり，変異することがある。ヒトゲノムは，各人の健康状態，生活条件，栄養及び教育を含む自然的・社会的の環境によって様々に発現する可能性を内包している。

第4条　自然状態にあるヒトゲノムは，経済

的利益を生じさせてはならない。

B．当事者の権利

第5条 (a) 個人のゲノムに影響を与える研究，治療又は診断は，それに伴う潜在的な危険や利益の厳格な事前評価の後にのみ，国内法上のその他の要件に従って，着手することができる。

(b) あらゆる場合において，当事者から事前の，自由意志による，説明に基づく同意を得なければならない。当事者が同意を与え得る状況にない場合には，当事者の最善の利益に沿って，法の定める方法で同意又は許可を得なければならない。

(c) 遺伝子検査の結果やそれに由来する結果に関する説明を受けるか否かを決定する各人の権利は，尊重されるべきである。

(d) 研究の場合には，さらに，関連する国内的及び国際的な研究の基準又は指針に従って，事前審査のために研究計画調書を提出しなければならない。

(e) 法律上同意能力を持たない者の場合には，その者のゲノムに影響を与える研究は，法の定める許可が得られ，かつ法の定める保護条件が満たされている場合に限って，その者の直接の健康上の利益のためにのみ行うことができる。直接の健康上の利益が期待されない研究は，最大限の抑制をもって，その者のさらされる危険及び負担を最小限度にとどめ，その研究が同年齢層又は同じ遺伝的状態にある他の人々の健康上の利益に貢献することが意図されている場合に，法の定める条件を満たしている場合に限って，かつそのような研究が個人の人権の保護と両立し得ることを条件に，例外的に着手することができる。

第6条 何人も，遺伝的特徴に基づいて，人権，基本的自由及び人間の尊厳を侵害する意図又は効果をもつ差別を受けることがあってはならない。

第7条 特定可能な個人と結びついた遺伝データで研究目的又は何らかの他の目的で保存又は処理されるものは，法の定めた条件において，機密性が保持されなければならない。

第8条 何人も，自己のゲノムに影響を与える操作の直接的かつ決定的な結果として被った損害に対し，国内法及び国際法に従って，正当な賠償を得る権利を有する。

第9条 人権及び基本的自由を保護するため，同意及び機密性の原則に対する制限は，やむを得ない理由のある場合に限り，国際公法及び人権に関する国際法の範囲内で，法によってのみ定めることができる。

（以下略）（以上仮訳）（文部科学省HP（http://www.mext.go.jp/unesco/009/005/001.pdf）より抜粋）

【生命倫理と人権に関する世界宣言】（2005年）
一般規定
第1条－適用範囲

1 この宣言は，人間に適用される医学，生命科学及び関連技術に関係した倫理的問題をその社会的，法的，環境的側面も考慮して扱うものである。

2 この宣言は，国家を名宛人としたものである。また，適切かつ関連のある場合には，この宣言は公私を問わず，個人，集団，地域社会，組織，企業の決定又は実行のための指針を提供する。

第2条－目的

この宣言の目的は，

(a) 各国が生命倫理の分野における法令，政策，その他の取決めを作成するにあたり，指針となる原則及び手続の普遍的な枠組みを提供すること。

(b) 公私を問わず，個人，集団，地域社会，組織及び企業の行動を導くこと。

(c) 国際人権法に適合する形で，人間の生命及び基本的自由の尊重を確保することによって，人間の尊厳の尊重を促進し，人権を保護すること。

(d) 科学的研究の自由及び科学技術の発展から派生する利益の重要性を認識すると同時に，そのような研究及び発展がこの宣言に定める倫理的原則の枠組みの範囲内で行われ，人間の尊厳，人権及び基本的自由が尊重され

る必要性を強調すること。
(e) すべての利害関係者間及び社会全体で，生命倫理問題に関する，学際的かつ多元的な対話を促進すること。
(f) 特に発展途上国のニーズに留意し，医学，科学技術の発展を公平に利用する機会を促進し，その発展及び利益配分に関する知識の最大限可能な流通及び迅速な共有を促進すること。
(g) 現在及び未来の世代の利益を保障及び促進すること。
(h) 人類共通の関心事として，生物多様性及びその保全の重要性を強調すること。

原則
この宣言の名宛人は，この宣言の適用範囲内で決定し及び実行するに当たり，次の原則を尊重する。

第3条－人間の尊厳及び人権
1) 人間の尊厳，人権及び基本的自由は十分に尊重される。
2) 個人の利益及び福祉は科学又は社会のみの利益に優越すべきである。

第4条－利益及び害悪
科学知識，医療行為及び関連技術を適用し推進するに当たり，患者，被験者及びその他の影響が及ぶ個人が受ける直接的及び間接的利益は最大に，また，それらの者が受けるいかなる害悪も最小とすべきである。

第5条－自律及び個人の責任
意思決定を行う個人の自律は，当人がその決定につき責任を取り，かつ他者の自律を尊重する限り，尊重される。自律を行使する能力を欠く個人に対しては，その者の権利及び利益を守るための特別な措置が取られる。

第6条－同意
1 いかなる予防的，診断的，治療的な医療的介入行為も，関係する個人の，十分な情報に基づく，事前の，自由な同意がある場合にのみ行われる。同意は，適当な場合には，明示的でなければならず，また，いつでも，いかなる理由によっても，その個人に損失又は不利益を及ぼすことなく撤回されるべきである。
2 科学的研究は，関係する個人の，事前の，自由な，明示の及び情報に基づく同意が得られた場合にのみ実施されるべきである。情報は，十分で，わかりやすい形で提供され，同意を撤回する方法も含むべきである。同意は，いつでも，いかなる理由によっても，その個人に損失又は不利益を及ぼすことなく撤回することができる。この原則の例外は，この宣言に定める原則及び規定，特に第27条，並びに国際人権法に適合し，各国により採択された倫理的，法律的基準に従う場合にのみ認められるべきである。
3 集団又は地域社会などを対象とした研究につき，適当な場合には，その集団又は社会を法的に代表する者の追加的同意も求められることがある。いかなる場合にも、集団的な地域社会の同意又は地域社会の指導者その他の権限ある機関の同意が個人の情報に基づく同意に代替されるべきでない。

第7条－同意能力を持たない個人
同意能力を持たない個人には，国内法に従い，特別な保護が与えられる。（以下略）

第8条－人間の脆弱性及び個人のインテグリティの尊重
科学知識，医療行為及び関連する技術を適用し，推進するにあたり，人間の脆弱性が考慮されるべきである。特別に脆弱な個人及び集団は保護され，そのような個人のインテグリティは尊重されるべきである。（以下略）

（以上上智大学IBC事務局仮訳）（文部科学省HP（http://www.mext.go.jp/b_menu/shingi/gijyutu/gijyutu1/shiryo/06090410/009/001.html）より抜粋）

さくいん

●人名

アナクシメネス	100
アマルティア・セン	37
アリストテレス	101
アルド・レオポルド	125
アルバート・ジョンセン	79
アルフレート・ホッヘ	23
アルベール・カミュ	119
イリイチ	105
ウィーナー	102
ヴェサリウス	103
エンゲルハート	40
オルダス・ハックスリー	34
貝原益軒	121
カール・ビンディング	23
神谷美恵子	113, 141
ガレノス	101
カレン・アン・クインラン	62
ガンディー	88
キャロル・ギリガン	85
グリーンウッド	81
黒井千次	121
ゴータマ・シッダッタ	98
コッホ	103
コロンブス	118
斎藤茂吉	123, 142
サラ・T・フライ	82
ジェイムズ・チルドレス	76
シシリー・ソンダース	66
ジョバンニ・ボッカッチョ	119
シンガー	21
スーザン・ソンタグ	110
杉田玄白	122, 142
スコット・カーニー	47
ダニエル・デフォー	119
谷口英樹	56
タレス	100
チャールズ・ダーウィン	32, 131
デカルト	102
デモクリトス	100
デュボス	106
トゥーリー	20
徳冨蘆花	111
トム・ビーチャム	76
ドン・マーキス	21
ナイチンゲール	80, 137
夏目漱石	111
ナンシー・クルーザン	62
ネル・ノディングス	86
ハーヴェー	103
ハーバート・スペンサー	32, 131
パストゥール	103
ピタゴラス	100
ヒポクラテス	100
フーコー	22, 95, 104
プラトン	101
フランシス・ウェルド・ピーボディ	84
フランシス・ゴルトン	32
ブリタニー・メイナード	62
ボアシェ	104
正岡子規	111
光田健輔	113, 141
ミルトン・メイヤロフ	85
山中伸弥	56
ラ・メトリー	102
リンネ	104
ローレンス・コールバーグ	85
鷲田清一	121

●アルファベット

DNA	8
ELSI (Ethical Legal and Social Implications)	16, 17
ES細胞	56
iPS細胞	56
LGBT	92, 93, 138
QOL	64, 67
Reduction (削減)	89
Refinement (改善)	89
Replacement (代替)	89
SOL	64, 67

●事項

あ行

アートマン (我)	96, 98
アーユルヴェーダ	98
アス	98
アニミズム	96, 100, 139
安楽死	60, 134
安楽死法	62
医化学派	103
医学的適合性	40, 42
医原病	104, 105, 140
一病息災	108, 110
遺伝	8
遺伝カウンセリング	28, 31
遺伝子	8
遺伝子組み換え技術	9, 12, 13, 128
遺伝子操作	72, 75
遺伝子特許	18, 129
遺伝情報差別禁止法	17
遺伝病の告知	18
イノチ	96, 99
イノチ・タマ・タマシヒ	96
医の倫理	76
医物理派	103
医療資源	40
医療のメネシス (復讐)	105
医療の倫理	100
医療倫理学	76
陰	97
インフォームド・コンセント	68, 70, 77
隠喩としての病	110
陰陽	97
エコロジー運動	124
縁起	98
エンハンスメント	72
老い入れ	120, 122
老いの空白	120, 121
老いの知の発掘	120, 122

か行

改正臓器移植法	48

科学主義	32	国連環境計画（UNEP）	124	人権の座	44
カミ	96	心の精気	101	人工授精	24, 25
カリフォルニア州自然死法	62	個人の福祉	36	新優生学	32, 34
環境エンリッチメント	91, 138	子どもの貧困率	39	人類の遺産	16, 19
環境ファシズム	125	魂（こん）	97	人類の福祉	36
環境倫理（environmental ethics）	124	魂魄	96, 97, 139	スティグマ（社会的烙印）	112, 114
環境倫理学	124	**さ行**		滑り坂論法	61, 136
看護の専門性に起因する倫理	80	再生医療	56	精気（プネウマ）	101
看護倫理	80, 86	ジェンダー	93	正義	76, 78
幹細胞	56, 134	自己決定権	34, 61, 68, 69, 77	正義原則	78
患者の権利	76, 77	自殺ほう助	61	生気論	100
患者の権利章典	68, 135, 144	事前指示（アドバンスディレクティブ、AD）	64, 65	性自認	92, 93
患者の自己決定権法	62	自然の権利訴訟	126, 142	生殖補助医療技術	24
緩和ケア	61, 64, 84	自然の精気	101	精神	102
気	97	自然物の生存権	124	精神病者監護法	115
危害	78	持続可能な開発	125	生存の権利	20, 21
機械論	100	疾病構造の変化	85	性的指向	92, 94
機械論的自然観	100, 102, 139	質料（ヒュレー）	101	性的少数者（セクシュアル・マイノリティ）	93
稀少性	40	死の3徴候	48	性同一性障害	94
キュアとケア	84	自発的優生学	34	生物学的・遺伝的決定論	18
灸	97	慈悲殺	61	性分化	92
クインラン事件	60, 62	社会進化論	32	性分化疾患	92
クルーザン事件	60, 62	社会ダーウィニズム	32	生命維持治療	60
クローン技術	14	社会的医原病	106	生命の質	67
ケアの倫理	84, 85	社会的排除（social exclusion）	37, 131	生命の精気	101
ケアリング	82, 84, 85, 137	社会福祉	36	生命の尊厳	67
形質	8	15歳未満からの脳死後の臓器提供	48, 49	生命の南北問題	44, 47
形相（エイドス）	101	受苦の文化	106	生命倫理安全法	45
ケイパビリティ（capability）	37, 131	種差別	21, 90, 129	生命倫理・医療倫理	80
経路	97	種差別主義（speciesism）	126	生命倫理学	76
決議論	79, 136	出自を知る権利	24, 27	生命倫理と人権に関する世界宣言	19, 45, 47, 147
ゲノム	8, 9	出生前診断	28	生命倫理法	44, 132
ゲノム編集	8, 10, 128	諸行無常	98	世界的流行（パンデミー）	116
原子（アトム）	100	職業倫理	80	世界保健憲章	108
原初物質（アルケー）	100	諸法無我	98	セカンド・オピニオン	68, 70
原則の比較衡量	79	知らないでいる権利	17, 71, 135	セクシュアリティ	92
行為（カルマ）	98	自律	76, 77	世代間の責任倫理	125, 142
公共の福祉	36	自律尊重原則	77	世代間倫理	124
工場畜産	88, 138	知る権利	17, 69	セックス	93
功利主義	88, 91	ジレンマ	80, 82	セックス・ジェンダー	92, 138
国際ヒトゲノム・プロジェクト	16	人格（person）	20	絶対的貧困	36, 37
国民医療費	40, 41	人権	36, 38, 79, 90, 112, 113	善行	78
国民優生法	33	人権と生物医学条約	45, 132	善行原則	78

仙術		97
染色体		8, 128
全人的医療		84, 86
臓器取引と移植ツーリズムに関するイスタンブール宣言		47
臓器売買		52
相対的貧困		36, 37
尊厳死		60, 134

た行

ターミナルケア		64
体液病理説		100
体外受精		24, 25, 54
太極		97
代理出産		24, 25
他者危害原理		90, 138
他人に知られない権利		17
タマ		96
魂（プシュケー）		100, 101
タマシヒ		96
断種法		33
チ		96
地球有限主義		124
着床前診断		28, 30
中国医学		97
治療		72
鎮静（セデーション）		64, 65
ディープ・エコロジー		126
帝国主義		32
デザイナーチルドレン		34
デザイナーベビー		30, 34
哲学・倫理学上		85
天帝（上帝）		97
東海大学病院安楽死事件		60, 63, 134
疼痛緩和		64
動物愛護		88, 90
動物実験		88, 89
動物の権利		90
動物の福祉		88, 90
特異的病因説		103, 104, 106, 140
土地倫理（land ethics）		125
ドレーズ法		89

な行

ナイチンゲール誓詞		80
ナラティブ・エシックス		84, 86, 137
人間環境会議		124
人間中心主義		125
人間の尊厳		44, 45, 47, 79
人間非中心主義（生命中心主義）		124, 125
人間らしさ		72, 73
脳死		48
脳死と植物状態		48

は行

パーソナルゲノム医療（オーダーメイド医療）		16, 129
パーソン論		20
バイオテクノロジー		9, 12
配分問題		40
胚保護法		45, 132
パターナリズム		68, 69, 77, 135
鍼		97
ハンセン病		112
ヒトゲノム		16
ヒトゲノムと人権に関する世界宣言		19, 45, 146
ヒトのクローン		12, 14
ヒポクラテスの誓い		76, 80, 100, 136, 143
病院医学		103
病者への否定的な眼差し		112
病名告知		68, 71
貧困		36
貧困の女性化		38
プシュケー・アニマ・プネウマ		100, 139
物質		102
物心二元論（心身二元論）		102
不妊治療		52, 54
負の異文化交流		116
プラーナ		98
ブラフマン（梵）		98
ブレイン・マシン・インターフェース（BMI）		72, 73, 136
文化的医原病		106
分類学的医学		103, 104
ペスト		116, 117
ヘルシズム（健康至上主義）		108, 109
疱瘡（天然痘・痘瘡）		116, 141
放任主義的優生学		34
ホスピス		64, 66
ホスピスケア		64, 66
母体保護法		29, 32, 35
没人格的な医療		84
ホモ・パティエンス		108, 140
梵我一如		98

ま行

マクロ配分		40, 41, 132
マナス		98
ミ		96
ミクロ配分		40, 42, 132
無危害原則		78
無病息災		108, 109
メメント・モリ		116, 117
目的論的自然観		100, 101, 139

や行

優生学		29, 32
優生思想		32
優生主義		18
優生政策		32, 33
優生保護法		32, 35
陽		97
要請に基づく生命の終焉ならびに自殺ほう助の法律		62
ヨーロッパ生命倫理条約		45, 132
予防原則		12, 13, 127
予防的方策（precautionary approach）		127

ら行

らい予防法		35, 112, 113
卵子提供		52, 54
理		97
理性と自己意識		20, 21
リビングウィル		62, 64, 66
臨床的医原病		105
輪廻		96, 98, 139
倫理綱領		80, 81, 145
倫理的・法的・社会的問題（ELSI）		17
倫理・倫理学・倫理学理論		76
老人医療費		41
老成，老熟，老実		120, 122

わ行

ワーキングプア		38, 131

写真提供（本文に表示があるものを除く）
朝日新聞社　p.113
アフロ　p.105
日本近代文学館　p.111
時事通信フォト　p.25, 66
PIXTA　表紙写真, p.20, 96
PPS通信社　p.8, 30, 37, 80, 92, 97,
　　　　　 100, 101, 106, 118

テーマで読み解く　生命倫理

2016年3月18日　初版第1刷発行
2021年2月4日　初版第4刷発行

編著者　　小泉博明　　井上兼生
　　　　　今村博幸　　吉田修馬

発行者　　伊東千尋

発行所　　教育出版株式会社

〒135-0063 東京都江東区有明3-4-10 TFTビル西館
TEL　03（5579）6725　　振替　00190-1-107340

©H.Koizumi　K.Inoue　H.Imamura　S.Yoshida 2016
Printed in Japan
落丁・乱丁はお取替えいたします。

組版　日本教材システム
印刷　モリモト印刷
製本　上島製本

ISBN978-4-316-80431-6 C3037